Tong-Zheng Hong

Revisitar os Acupontos Extra: Passado, Presente e Futuro

AF569030

Tong-Zheng Hong

Revisitar os Acupontos Extra: Passado, Presente e Futuro

ScienciaScripts

Imprint

Any brand names and product names mentioned in this book are subject to trademark, brand or patent protection and are trademarks or registered trademarks of their respective holders. The use of brand names, product names, common names, trade names, product descriptions etc. even without a particular marking in this work is in no way to be construed to mean that such names may be regarded as unrestricted in respect of trademark and brand protection legislation and could thus be used by anyone.

Cover image: www.ingimage.com

This book is a translation from the original published under ISBN 978-620-6-77056-5.

Publisher:
Sciencia Scripts
is a trademark of
Dodo Books Indian Ocean Ltd. and OmniScriptum S.R.L publishing group

120 High Road, East Finchley, London, N2 9ED, United Kingdom
Str. Armeneasca 28/1, office 1, Chisinau MD-2012, Republic of Moldova, Europe
Printed at: see last page
ISBN: 978-620-8-28754-2

Copyright © Tong-Zheng Hong
Copyright © 2024 Dodo Books Indian Ocean Ltd. and OmniScriptum S.R.L publishing group

Conteúdo

Prefácio

Devido aos pontos de acupuntura extra que podem ser selecionados para tratamento clínico sem os pontos de acupuntura tradicionais, a questão de saber se os pontos de acupuntura extra podem ou não ser combinados com os pontos de acupuntura tradicionais na prática clínica para obter resultados mais eficazes é obviamente uma questão interessante.

Através da revisão do desenvolvimento histórico dos acupontos, os acupontos extra são definidos e o princípio da aplicação clínica é apresentado. Além disso, também discute a partir de diferentes perspectivas, tais como questões desafiadoras na aprendizagem e compreensão da acupunctura, questões críticas na utilização de acupontos extra, e modelo de tomada de decisão na combinação de acupontos extra e acupontos tradicionais na prática clínica.

Espera-se que este livro não seja apenas útil para os praticantes de acupunctura, mas também para aqueles que estão interessados em aprender e desejam compreender melhor a MTC e a acupunctura.

Capítulo 1

Revisitar os Acupontos Extra: Passado, Presente e Futuro

Introdução

A medicina tradicional chinesa (MTC) teve origem na China, tendo sido aceite e considerada como a medicina principal nos últimos dois mil anos [1].

O equilíbrio Yin-Yang é o conceito único e um dos princípios-chave da medicina tradicional chinesa, que tem sido descrito ao longo da história da medicina chinesa durante muitos séculos. O conceito serve de base e de guia para a explicação da etiologia das doenças e dos tratamentos [2].

O equilíbrio entre Yin e Yang pode ser conseguido através de estímulos nos acupontos, incluindo acupunctura, acupressão, moxabustão, ventosas e Tui Na. O protocolo clássico das Quatro Portas (LV3, Yin e LI4, Yang), que demonstra a aplicação e a importância do equilíbrio Yin-Yang, foi utilizado para o tratamento bem sucedido da sub-saúde [3].

Os cinco pontos Shu dos catorze meridianos tradicionais são portadores de Yin e Yang. No entanto, os acupontos extra são totalmente excluídos desta teoria, simplesmente porque não foram incorporados nos catorze meridianos tradicionais.

Breve história da acupunctura e dos acupontos extra

Os pontos de acupunctura extra e os pontos Ashi (Ah Shi, 阿是) , as bases dos pontos de acupunctura nos catorze meridianos tradicionais, foram descobertos acidentalmente na vida quotidiana nos tempos antigos, quando os povos antigos utilizavam pedras Bian e se aperceberam de que pressionar pedras Bian, pedras quentes, contra certas partes ou locais do corpo podia aliviar a dor e certas doenças. A teoria do sistema de meridianos é estabelecida com base nas experiências e no conhecimento dos acupontos extra e Ashi, e instrumentos médicos como pedras Bian, agulhas de bronze, ferro, ouro e prata são criados como instrumentos médicos para a cura [4]. Grande parte de todo o sistema médico foi formado e apresentado durante o Período dos Estados Combatentes (476-221 a.C.). Os sistemas de meridianos e a terapia com agulhas foram apresentados e discutidos no primeiro clássico conciso da medicina tradicional chinesa, Huang Di Nei Jing (黃帝內經, Yellow Emperor's Inner Classic). O segundo volume Lingshu (靈樞, The Vital Axis) apresenta uma secção inteira dedicada à utilização da acupunctura e da moxabustão, que é considerada como a diretriz para os acupuncturistas [4].

Na Dinastia Ming (1368-1644), Zhen Jiu Da Cheng (針灸人成, O Clássico Sistemático da Acupunctura e Moxibustão) apresentou as descrições claras do conjunto completo de 365 acupontos (reconhecidos e aceites na MTC e nos Clássicos da Acupunctura na China, Hong Kong e Taiwan) ainda hoje em uso [5]. No entanto, este conjunto de acupontos é muito diferente dos 361 acupontos propostos pela OMS [6].

O conceito de pontos dolorosos como local de tratamento na literatura chinesa foi apresentado pela primeira vez em Jing Jin Di Shi San(經筋第十三, Thirteenth Writing: Sinew Channels) do Volume de Ling Shu (靈樞). O termo Ashi, literalmente "Ah sim" em chinês, foi cunhado para se referir aos pontos dolorosos por Sun Simimao, o grande médico de medicina chinesa da Dinastia Tang, no seu livro Qian J Qian Jin Yao Fang(千金 要方, Thousand Ducat Formulas) [7]. Por outras palavras, determinados "pontos sensíveis ou locais patológicos" no corpo que respondem a sinais de dor para diagnóstico são os pontos Ashi, que não foram formalmente reconhecidos e aceites para serem incorporados nos catorze meridianos tradicionais na literatura da MTC. Alguns dos pontos Ashi frequentemente utilizados há muito tempo e reconhecidos são finalmente aceites com as localizações e indicações como os pontos de acupunctura nos catorze meridianos tradicionais e designados como pontos de acupunctura extra na literatura sobre acupunctura.

Os pontos de acupunctura extra foram mencionados no Huang Di Nei Jing (黃帝內經, Yellow Emperor's Inner Classic), muito difundidos e frequentemente utilizados durante o período da primavera e do outono(春秋時期, 770-476 BC). Exemplos como "picar a ponta do dedo", "entre as sobrancelhas" e "esfaquear o Shaoyin por baixo da língua" explicam a localização dos pontos extra.

Os nomes específicos dos pontos extra não foram dados até à Dinastia Sui(隋, 581-618 CE) e à Dinastia Tang(唐, 618-907 CE). Durante estas duas dinastias, a acupunctura conheceu grandes desenvolvimentos. Até 187 pontos extra foram incorporados em Qian Jin Yao Fang(千金要方, Fórmulas de Mil Ducados) por Sun Si-miao (581-682 d.C.) na Dinastia Tang.

Só na dinastia Ming é que os pontos extra foram formalmente discutidos no clássico Qi Xiao Liang Fang (奇效良方, Receitas Maravilhosas Bem Experimentadas). Foram recolhidos 26 pontos extra no capítulo Ponto Extra do Volume 5, que é o início da recolha de pontos extra. A tendência continuou e foram recolhidos 35 pontos extra em Zhen Jiu Da Cheng(針灸大成, O Clássico

Sistemático da Acupunctura e Moxibustão); 84 pontos extra recolhidos em Lei Jing Tu Yi (類經圖翼, Suplemento Ilustrado ao Clássico das Categorias); 144 pontos extra recolhidos em Zheng Jiu Ji Cheng , (針灸集成, Compilação de Acupunctura de Moxabustão).

Os acupontos extra foram oficialmente separados dos 14 canais tradicionais quando os médicos de MTC do Tai Yi Yuan (太醫院, Imperial Medical Institute) na dinastia Qing (清, 1644-1911 CE) reviram o Yi Zong Jin Jian (醫宗金鑑, Golden Mirror of Medicine), e construíram o seu próprio sistema único [5].

A maioria dos acupontos extra não está associada a um meridiano específico; no entanto, alguns acupontos extra como Yintang Sishencong (印堂,M-HN-3), (四神聰,M- HN-1) estão localizados no vaso Governador, um dos Erbai (二白,M-UE-29) está no meridiano PC, e Taiyang (太陽,M-HN-9) está no meridiano Sanjiao [1].

O que atrai a nossa atenção e nos interessa podem ser as normas de incorporação de pontos extra nos catorze meridianos tradicionais. A literatura atual não consegue explicar como é que os pontos de acupunctura são incluídos nos catorze meridianos, embora existam 5 critérios enumerados pela OMS [6].

Perspectivas terapêuticas

Sem a consideração do Yin e do Yang, não se podem esperar bons resultados. Um acuponto extra pode estar ou não nos meridianos, o que está intimamente associado ao Yin e ao Yang. Nos Cinco Pontos Shu, cada acuponto corresponde a uma das fases específicas dos Cinco Elementos, o que realça a importância do Yin e do Yang.

Infelizmente, a teoria dos Cinco Elementos não pode ser aplicada aos pontos de acupunctura extra porque não se encontram nos catorze meridianos tradicionais.

A evolução histórica dos pontos extra mostra que um ponto extra pode seguramente desempenhar um papel essencial na acupunctura e ser utilizado sozinho para o tratamento, mesmo que não tenha as fases correspondentes. Sem os componentes do Yin-Yang apresentados na Figura 1, chama a atenção se os pontos extra podem ou não ser selecionados em combinação com os pontos de acupunctura tradicionais num protocolo para obter resultados mais eficazes dos tratamentos.

Os acupontos extra podem ser selecionados isoladamente, mas os estudos actuais mostram que existe uma eficácia positiva quando um acuponto extra é utilizado em combinação com os acupontos dos meridianos tradicionais.

Figura 1: Componentes de Ying e Yang

Yin	Yang
Material	Function
Blood	Qi
Zang	Fu
Yin meridian	Yang meridian

Os padrões são únicos e a sua identificação é o fator mais importante para o tratamento e está estreitamente relacionada com os resultados. Os estudos que se seguem mostram as combinações de acupontos tradicionais e acupontos extra utilizados na clínica e na investigação, mas os padrões não foram incluídos para discussão.

Utilização dos acupontos extra na clínica e na investigação			
Autor(es)	**TCM Padrão**	**Acupontos**	**Resultados**
Hong TZ 2017[1]	Deficiência de qi dos rins	O ponto extra Gangshui foi (肝水) selecionado em combinação com os pontos de acupuntura tradicionais LV3, ST36 e SJ5 para o tratamento da tosse subaguda.	85% da tosse foi curada com este protocolo durante um tratamento. Este novo ponto extra pode ser utilizado isoladamente para o arrepio e a micção frequente quando o padrão é a deficiência de qi do Rim.
Zhu ML, Jiang HC, Zeng HW 2016 [8]	-	O acuponto extra bilateral Dingchuan (定喘, EX-B 1) foi selecionado juntamente com acupontos tradicionais como Fengmen (風門, BL 12), Lieque (列缺, LU 7), Feishu (肺俞, BL 13), , e Shenshu (腎俞, BL 23) para a tosse pós-resfriado.	A acupunctura foi realizada uma vez por dia, com um intervalo de 1 dia após 6 dias; 6 vezes foi considerado como 1 curso, e foram administrados 2 cursos consecutivos. O bom resultado foi concluído com uma taxa de eficácia total de 96,0%. 8 doentes ficaram curados, 16 casos foram eficazes e 1 caso foi ineficaz entre os 25 doentes.
Yu SY, et al. 2015 [9]	-	No tratamento da dismenorreia primária, o acuponto extra Shiqizhui (十七椎, EX-B8) foi utilizado em combinação com Sanyinjiao Ciliao (三陰交, SP6), (次髎, BL32), , e Diji(地機, SP8) .	Este protocolo proporcionou uma analgesia superior 10 minutos após a inserção da agulha, em comparação com o agulhamento Shiqizhui (EX-B8) sozinho.
Paraskeva A, et al. 2004 [10]	-	Extra-1(印堂, Yin-Tang) foi selecionado sozinho para	O acuponto Extra-1 (ЁЦЖ, Yin-Tang) pode diminuir os valores bis e a ansiedade pré-

		compreender a eficácia.	operatória.

Como uma das mais antigas formas de artes naturais de cura, a acupunctura começou a desenvolver-se e a ser utilizada como anestesia em operações cirúrgicas no final da década de 1950. O uso da anestesia por acupunctura para cirurgia de coração aberto no final da década de 1960 atraiu atenções e gerou profundos interesses em todo o mundo. Num estudo-piloto realizado por Wang et al. (2005), 12 pais foram escolhidos aleatoriamente para receber uma conta de acupressão com cobertura de fita oclusiva no ponto extra 3 Yintang durante 20 minutos. Os pais do grupo de acupressão apresentaram uma ansiedade significativamente menor 20 minutos após a intervenção, em comparação com os pais do grupo simulado [11].

Os doentes e os prestadores de cuidados de saúde estão preocupados com os efeitos secundários. Os resultados de um estudo sobre a gravidade da dor causada por punções venosas em crianças hospitalizadas com idades compreendidas entre os 6 e os 12 anos mostram que o ponto extra 1 (印堂, Yintang) em combinação com o ponto P-8 (勞宮, Laogong) é recomendado em vez de agentes farmacológicos para o controlo da dor, devido à sua maior segurança, relação custo-eficácia e aplicabilidade [12].

No Huang Di Nei Jing, foi referido que muitos meridianos começam ou terminam no rosto e alguns têm ramificações internas que vão para o rosto, correlacionando a relação entre saúde e aparência. O cabelo e a pele são as representações intimamente relacionadas com o estado dos órgãos internos Zang Fu. A beleza e a saúde da pele estão a tornar-se factores importantes na perceção da qualidade de vida com o aumento da esperança de vida. O resultado positivo da acupunctura facial relatado por Donoyama et al. (2012) mostrou que o protocolo de BL1, GB1, ST1, ST3, ST4, ST7, SI19, CV24, Ex-HN3 (印堂, Yintang) e Ex-HN4 (魚腰, Yuyao) poderia aumentar o teor de água e óleo da pele facial [13].

Discussão

Os acupontos extra podem ser escolhidos isoladamente ou combinados com outros acupontos nos catorze meridianos com base no Yin ou Yang do meridiano. Os estudos actuais demonstram que os pontos de acupunctura extra podem ser eficazes isoladamente, mas alguns estudos referem melhores resultados dos pontos de acupunctura extra utilizados em combinação com pontos de acupunctura tradicionais.

A acupunctura de Tung é a escola típica de acupontos extra no mundo. Esta escola enfatiza a utilização de um único acuponto extra para o tratamento, o que prova que os acupontos extra podem ser tão eficazes como os acupontos tradicionais. Por outro lado, o novo ponto de acupunctura extra Gangshui (肝水) , descoberto e utilizado para a tosse sub-aguda, demonstra que pode haver numerosos pontos de acupunctura extra que ainda não foram descobertos [1].

O conceito de identificação de padrões ((證, Zeng) com base no diagnóstico diferencial é, sem dúvida, a chave para o tratamento. Taiyang (太陽, M-HN-9), , por exemplo, pode ser selecionado para a dor de cabeça unilateral como GB20 quando o agente patogénico é o Vento exterior [1]. Este relatório indica que é certo que os pontos extra podem ser selecionados para as mesmas acções que os catorze pontos dos meridianos, desde que os padrões sejam identificados corretamente. Infelizmente, raramente os padrões são tidos em consideração na conceção da investigação e discutidos nas investigações actuais.

Deve ser apresentada a consciência de que a revisão da literatura do Extra-1 neste estudo para anestesia por acupunctura mostra que o Extra-1 nas pesquisas anteriores pode ser impreciso. Extra-1 refere-se a Sishencong (四神聰), em vez de Yintang (印堂) de acordo com A Proposed Standard International Acupuncture Nomenclature: Relatório de um grupo científico da OMS publicado pela OMS [6]. Embora uma das funções do Extra-1 (四神聰, Sisehncong) seja acalmar o espírito, que é semelhante à do Extra-3 (印堂, Yin-Tang), acalmar o shen, as definições de Shen e espírito podem ser confusas até certo ponto.

Conclusão

A acupunctura é um dos componentes da Medicina Tradicional Chinesa, atraindo cada vez mais atenção em todo o mundo pela sua eficácia, segurança, baixo custo e poucos efeitos secundários.

Atualmente, a acupunctura cosmética tem sido introduzida como uma intervenção para o rejuvenescimento da pele e o anti-envelhecimento da pele, como tratamentos para as rugas faciais, o tónus muscular facial e a elasticidade. É previsível que a acupunctura facial para fins cosméticos ganhe mais popularidade em todo o mundo no futuro, porque é eficaz, de baixo custo, não cirúrgica e indolor para reduzir o aparecimento de linhas finas e rugas mais profundas, ao mesmo tempo que revitaliza todo o corpo.

A descoberta de novos pontos de acupunctura extra Gangshui (肝水) e os estudos efectuados indicam que os pontos de acupunctura extra são cada vez mais descobertos e utilizados como parte da modalidade de acupunctura. No entanto, são necessárias investigações adicionais para compreender se os pontos extra podem ser utilizados em combinação com os pontos de acupunctura tradicionais para obter resultados mais eficazes.

Referências

1. Hong TZ. (2017). Explorando um novo ponto extra para tosse subaguda: Um relato de caso. Scholar's Press, Alemanha.

2. Maciocia G. (1989). Os fundamentos da Medicina Chinesa. Biblioteca do Congresso dos Estados Unidos da América - Catalogação nos dados de publicação. NY.

3. Hong, TZ. Aplicação das Quatro Portas no Tratamento da Sub-saúde. Policiamento Comunitário da Cidade de Hsinchu. 2009; 15: 13-17.

4. Shen-nong. Desenvolvimento da Acupunctura e Moxibustão na China. Disponível em
em: http://www.shen-nong.com/eng/treatment/acupuncture_development.html

5. Kuo S. J., Wang N. Revisão sistemática dos pontos extra. Disponível em http://www.aptcm.com/aptcm/RealTime.nsf/0/D009E90B3C2C40EE4825704900 2 BA60E?opendocument

6. Portal de Informação sobre Medicamentos Essenciais e Produtos de Saúde: Um recurso da Organização Mundial de Saúde. Proposta de uma Nomenclatura Internacional Padrão para a Acupunctura: Relatório de um grupo científico da OMS. Disponível em: http://apps.who.int/medicinedocs/en/d/Jh2947e/4.3.html

7. Nugent-Head A. Pontos Ashi na prática clínica. Journal of Chinese Medicine. 2013; 101: 5-12.

8. Zhu ML, Jiang HC, Zeng HW. Acupuntura combinada com injeção de acuponto para 25 casos de tosse pós-frio. Jornal Mundial de Acupuntura - Moxabustão.2016; 26 (4): 65-67

9. Yu SY, Yang J, Yang MX, Yan G, Chen J, Ren Y, Zhang L, Chen L, Liang F, Hu Y. Aplicação de Acupontos e Meridianos para o Tratamento da Dismenorreia Primária: A Data Mining-Based Literature Study. Complemento baseado em evidências e medicina alternativa. 2015

10. Paraskeva A, Melemeni A, Petropoulos G et al. O agulhamento do ponto 1 extra diminui os valores bis e a ansiedade pré-operatória. Am J Chin Med. 2004; 32: 789794.

11. Wang SM, Gaal D, Maranets I, et al. Acupressão e ansiedade parental pré-operatória: um estudo piloto. Anesthesia & Analgesia. 2005; 101: 666-669

12. Pour PS, A GF, K M, J Y. Comparação dos Efeitos da Anestesia Local e da Acupressão de Dois Pontos na Gravidade da Dor por Punção Venosa em Crianças Hospitalizadas com 612 Anos de Idade. Jornal de Acupuntura e Estudos Meridianos. 2017; 10(3): 187-192

13. Donoyama N, Kojima A, Suoh S, Ohkoshi N. Acupunctura cosmética para

melhorar a aparência da pele facial: um estudo preliminar. Acupunctura em Medicina. 2012 Jun; 30(2):152-3

Capítulo 2

Desafios na aprendizagem e compreensão da Medicina Tradicional Chinesa e da Acupunctura

Introdução

Tanto a medicina tradicional chinesa (MTC) como a acupunctura tiveram origem na China antiga e evoluíram durante mais de dois mil anos. No entanto, a maioria das pessoas em Taiwan e em todo o mundo apresenta-se primeiro aos médicos quando necessita de tratamentos médicos. Este facto deve-se, em parte, ao facto de não existirem investigações científicas suficientes que comprovem a eficácia e a segurança da MTC, da acupunctura, da moxabustão, da acupressão, das ventosas, do Tui na e do tai chi.

Na Ásia, como em Taiwan, Coreia, Japão, Hong Kong, etc., os praticantes de MTC utilizam frequentemente ervas, acupunctura, moxabustão, acupressão, ventosas, Tui na e tai chi para integrar a mente e o corpo e tratar ou prevenir problemas de saúde.

Em comparação com os actuais desenvolvimentos da MTC e da acupunctura em Taiwan, a acupunctura e a MTC ganharam cada vez mais popularidade nos últimos 40 anos e foram consideradas "benefícios essenciais para a saúde" pelas pessoas nos Estados Unidos e no Ocidente, que vêem e utilizam a acupunctura e a MTC principalmente como uma abordagem de saúde complementar [1].

A MTC e a acupunctura estabeleceram o seu estatuto no sistema de saúde no Ocidente, embora sejam totalmente diferentes da medicina ocidental no que diz respeito à filosofia, abordagens de diagnóstico e identificação de padrões para tratamento.

Atualmente, existem desafios que merecem a atenção daqueles que estão determinados a aprender ou interessados em compreender a MTC e a acupunctura. Este artigo, portanto, tenta apresentar algumas questões para um futuro melhor da MTC, incluindo a acupunctura, e da medicina ocidental, quando estiverem integradas.

Diferenças fundamentais entre a MTC e a medicina ocidental

Há muito que a MTC, incluindo a acupunctura, e a medicina ocidental são vistas como duas medicinas distintas e divergentes no que respeita às abordagens da fisiologia e das técnicas de cura. Por conseguinte, as diferenças fundamentais entre a medicina ocidental e a MTC merecem atenção quando os prestadores de cuidados de saúde estão a considerar as opções viáveis na prática clínica para os pacientes [1].

Em teoria

Os conceitos filosóficos como o Yin-Yang, os Cinco Elementos, a identificação de padrões e o Qi e o Sangue são, até certo ponto, únicos e abstractos para que os alunos possam apreender o quadro completo com as funções mais amplas do que o conhecimento anatómico na medicina ocidental e são absolutamente diferentes das teorias da medicina ocidental.

Em termos de relação entre os seres humanos e o Céu, que podem interagir entre si para fornecer soluções para a saúde, é totalmente diferente da medicina ocidental, pois a MTC vê o corpo humano como um todo e como um microcosmo do universo no diagnóstico e tratamento, harmonizando o corpo, a mente e o espírito com o equilíbrio Yin-Yang.

Acredita-se que o conceito de equilíbrio Yin-Yang é o conceito único que indica a harmonia dos órgãos internos e a chave dominante da MTC, que tem servido de base e de orientação para a explicação da etiologia das doenças, o diagnóstico e os tratamentos ao longo da história da medicina chinesa e que distingue absolutamente a MTC da medicina ocidental [1]. Com base neste conceito, uma doença refere-se assim à perda do equilíbrio de Yin-Yang [2].

Por outro lado, a MTC centra-se na "constituição congénita" do corpo que pode resultar em problemas de saúde "de raiz", o que pode corresponder cientificamente à tese central da Medicina de Precisão (MP), que propõe a personalização dos cuidados de saúde com decisões médicas, tratamentos, práticas ou produtos adaptados ao conteúdo genético de cada paciente. Na MTC, as constituições dos seres humanos são categorizadas em cinco padrões para compreender as causas "profundas" e prever as condições de saúde no futuro, com base na teoria dos cinco elementos [1].

A medicina ocidental procura a pequena diferença na perspetiva da etiologia e preocupa-se apenas em diagnosticar e tratar os sintomas. A teoria desenvolve-se vendo os órgãos separadamente e tratando as partes do corpo como uma máquina. Cada parte dos órgãos tem a sua função e, quando uma determinada parte falha, necessita de ser substituída ou ressecada [1, 3].

Na prática

Os tratamentos realizados pelos médicos visam diretamente o agente patogénico ou a etiologia, com base num grande número de instrumentos científicos modernos, tais como análises ao sangue, à urina e às fezes, raios X, TAC e ressonância magnética, para verificar o corpo humano. Para além da recolha da história clínica e do exame físico, os médicos só fazem o diagnóstico depois de terem recolhido todas as provas.

Sem instrumentos científicos, os médicos da MTC ou os acupuncturistas só podem fazer o diagnóstico com base nos sintomas relacionados com o desequilíbrio do Yin e do Yang e não com as doenças propriamente ditas, analisando a língua, o pulso, a voz e a situação do corpo inteiro do paciente, incluindo a reação, o cabelo e a postura[1, 3].

A chave mais importante para o êxito dos resultados é o facto de os médicos e acupunctores experientes em MTC só poderem basear-se em quatro competências de diagnóstico para identificar os padrões e redigir as prescrições. Por outras palavras, os padrões, que distinguem a MTC da medicina ocidental, devem ser a principal preocupação dos praticantes de MTC e de acupunctura na tomada de decisões sobre os tratamentos. Uma vez que as doenças são entendidas como uma perda de equilíbrio entre o Yin e o Yang, como mostra a Figura 1, não se podem esperar bons resultados sem a consideração positiva do Yin e do Yang [2, 4].

Figure 1: ***Caraterísticas de Yin e Yang***

Yin	Yang
Blood	Qi
Material	Function
Zang	Fu
Yin meridian	Yang meridian

Yin Yang
SangueQi
MaterialFunção
ZangFu
Meridiano Yin Meridiano Yang

Questões desafiantes

Nesta secção, são apresentadas questões desafiantes para quem está interessado e a aprender MTC e acupunctura. Estas questões podem ter sido discutidas na investigação anterior, mas são apresentados novos pontos de vista para atrair mais atenção.

Língua

Não há dúvida de que a descodificação cultural se baseia sobretudo nas palavras. É fortemente aceite que o método de tradução literal "palavra por palavra" é a forma de parafrasear o significado lexical exato. No entanto, isto não pode ser aplicado à MTC e à acupunctura. A língua é, por conseguinte, a questão mais difícil que tem de ser abordada em primeiro lugar.

Com a popularidade da MTC e da acupunctura, a barreira linguística requer certamente a atenção dos alunos. Atualmente, no Ocidente, nem todos os clássicos da MTC e da acupunctura estão traduzidos para inglês. Por outro lado, uma tradução correta exige bons tradutores, excelentes tanto em chinês como em inglês.

Para além do bom domínio destas duas línguas, os significados dos caracteres utilizados na antiguidade podem ser diferentes dos actuais, o que pode confundir e frustrar os leitores. Os caracteres chineses, ao contrário das línguas do alfabeto que apenas representam formas e sons, são chamados ideógrafos com três caraterísticas: formas, sons e significados [5].

As dificuldades de compreensão dos caracteres chineses nos clássicos da MTC e da acupunctura podem ser classificadas da seguinte forma [5]:

A. O chinês simplificado é amplamente utilizado em todo o mundo; no entanto, o chinês tradicional é aceite e utilizado nos clássicos antigos e em áreas como Taiwan, Hong Kong e Macau. Por exemplo, 黃帝內“經” em chinês simplificado é 黄帝内“经 " na escrita.

B. A pronúncia mudou com o uso. “能” é corretamente pronunciado *neng* no chinês moderno, referindo-se a "can" em inglês e. No entanto, este carácter no Huang Di Nei Jing(黃帝內經, Clássico Interior do Imperador Amarelo) significa "estado ((態)" e a pronúncia é *tai*. Esta situação ocorre quando os caracteres não eram suficientes para serem utilizados na antiguidade.

C. “內” pode ser usado como verbo ou como substantivo. Pronuncia-se *na* (igual a 納)) quando usado como verbo e *nee* quando usado como substantivo, referindo-se a "interior" ou "dentro" no uso moderno.

D. “平” é pronunciado *pin* quando está relacionado com o adjetivo "flat" em inglês. Com erros de escrita, a pronúncia deste carácter é *bian* quando é usado como verbo para significar "distinguir" em chinês médico.

E. Os caracteres diferentes têm o mesmo significado. “輸”, “輸”, , e“腧” são caracteres diferentes que se referem ao significado idêntico de acuponto, e todos estes três caracteres são pronunciados *shu*.

A capacidade de compreender os caracteres chineses também merece atenção na aprendizagem e compreensão dos pontos de acupunctura.

Para dominar a acupunctura, é necessário compreender o verdadeiro significado chinês dos acupontos. O ST29-Guilai é o exemplo típico deste aspeto porque Guilai (歸來) significa literalmente "retorno" e este acuponto é normalmente utilizado para o prolapso do útero, irregularidade menstrual e dismenorreia [6]. 神 (Shen) é traduzido de forma diferente para inglês nos acupontos; por exemplo, HT7-Shenmen ((神門, **Spirit** gate) refere-se à porta para o qi do coração entrar e sair do corpo, enquanto o coração governa o Shen na MTC. Em comparação com o DU24-Shenting (神庭, **Shen** court), M refere-se ao portão em chinês e 庭, ao tribunal, o que sugere que é necessário passar primeiro pelo "portão (HT7)" e depois entrar no "tribunal (DU24)" para manter ou acalmar o Shen. Esta diferença realça a importância da escolha dos acupontos para acalmar o Shen.

Um acuponto pode ter nomes diferentes consoante a evolução histórica. A alcunha do KD3-Taixi(太溪) is 呂細 (Lvxi) é usada alternativamente nos clássicos da acupunctura. Por outro lado, a alcunha do HT7 é 中都 (Zhongdu) completamente idêntica à do LV6 em chinês, o que pode confundir os alunos.

Para além dos nomes dos pontos de acupunctura, os pontos de acupunctura extra também merecem uma atenção especial quando se considera a combinação de pontos de acupunctura regulares com pontos de acupunctura extra. Os pontos de acupunctura extra distinguem-se dos pontos de acupunctura regulares nos catorze meridianos tradicionais pelas suas indicações e acções únicas e pela sua grande eficácia na teoria e no tratamento da acupunctura, embora alguns dos pontos de acupunctura extra não tenham sido verificados com provas científicas [7].

A identificação de padrões, que deriva da teoria Yin-Yang, é certamente o conceito-chave da MTC. Infelizmente, este conceito não se pode aplicar aos pontos de acupunctura extra, porque não estão incorporados nos meridianos tradicionais com a falta de Yin-Yang.

O desafio que os profissionais de acupunctura enfrentam é saber qual é a melhor altura para considerar pontos extra num protocolo. A evolução histórica dos pontos extra mostra que um ponto extra pode certamente desempenhar um papel essencial na acupunctura e ser utilizado sozinho ou com os pontos de acupunctura tradicionais regulares para o tratamento. Infelizmente, as acções e indicações dos acupontos extra não foram cientificamente investigadas e verificadas como as dos acupontos regulares tradicionais.

Alguns dos pacientes, tanto na Ásia como no Ocidente, podem não compreender bem o que é a acupunctura e como pode ser benéfica para a sua saúde. Em termos de estratégia clínica para os tratamentos de MTC e acupunctura, o que um profissional tem de ter em mente é que precisa de tomar em consideração o princípio de "Menos agulhas nos pontos de acupunctura para obter melhores resultados" para evitar que os pacientes sintam dor, medo ou preocupação. O objetivo pode ser alcançado com as quatro opções seguintes, apresentadas na Figura 2, no que diz respeito à tática [8].

Figure 2: Matriz do protocolo de utilização dos acupontos tradicionais e dos acupontos suplementares

Ta only	Ea only
Ea + Ta	Ea + Ta
BUT	**BUT**
No. of Ea > No. of Ta	No. of a > No. of Ta

Apenas Ta	Apenas Ea
Ea + Ta	Ea + Ta
MAS	**BITT**
N.º deEa > N.º de Ta	N.º de a > N.º de Ta

Nota: Ea para os acupontos Extra e Ta para os acupontos Tradicionais

Caracterizações de material médico chinês

A utilização da erva chinesa deve basear-se nas condições do paciente com um diagnóstico exato, seguindo os princípios da identificação de padrões.

Os canais, as propriedades, as indicações e as acções das ervas chinesas nos diferentes clássicos da Matéria Médica nem sempre são discutidos da mesma forma. As acções do Radix Ledebouriellae Divaricatae (Fangfeng) no Compendium of Materia Medica (Bencao Gangmu, 本草綱目),), por exemplo, são suor noturno, enxaqueca e dor de cabeça e obstipação. No entanto, acções como aversão ao vento, suores, visão turva e vertigens são apresentadas no The Classic of Herbal Medicine (Shennong Bencaojing, 神農本草經).

A raiz de alcaçuz (Gancao, 甘草) com propriedades doces e neutras para tonificar e fortalecer o qi do baço é eficaz para dores de garganta, bronquite, tosse e infecções causadas por bactérias ou vírus. Esta erva é um bom exemplo de que o momento de colher a erva é uma atenção que não pode ser ignorada.

Por outro lado, a literatura antiga mostra que a melhor altura para colher e secar a raiz de alcaçuz é no outono, dois a três anos após a plantação [9], mas não se encontra informação detalhada sobre as razões. A possível explicação para o tempo de colheita e o tempo de cultivo pode ter muito a ver com a diferenciação do composto, que pode variar com a humidade, a temperatura e a luz solar.

O termo chinês 木瓜 (Mugua) refere-se tanto à erva chinesa Fructus

Chaenomelis como à papaia. Por outras palavras, situações confusas como esta erva chinesa ocorrem com bastante frequência aos estudantes de MTC e acupunctura.

Processamento

A natureza e as indicações das ervas chinesas mudam com o processamento para as acções necessárias no tratamento.

Não há dúvida de que o Radix Bupleuri (RB) é uma das ervas medicinais tradicionais chinesas mais populares em termos de tratamento de doenças relacionadas com o fígado. Radix Bupleuri, chamado "Chaihu (柴胡)" em chinês, é derivado das raízes secas de *Bupleurum chinense DC.* (**Pei** Chaihu, 北柴胡) e *Bupleurum scorzonerifolium Willd* (**Nan** Chaihu, 南柴胡) [10], que é o ingrediente principal das preparações mais famosas e frequentemente utilizadas, a decocção Xiao Chai Hu e a decocção Da Chai Hu. As principais diferenças entre *Bupleurum chinense DC.* e *o Bupleurum scorzonerifolium Willd* são que a indicação do *Bupleurum chinense DC.* é dispersar o Qi do Fígado estagnado, enquanto *o Bupleurum scorzonerifolium Willd* é aumentar o Qi do Yang no padrão de deficiência do Jiao Médio.

Para uso clínico com indicações alteradas de acordo com as necessidades dos pacientes, o Radix Bupleuri é normalmente selecionado em bruto, frito e cozido em vinagre [11].

Entre as caracterizações das ervas chinesas discutidas acima, a dosagem e a ração são também duas das questões mais importantes.

As evoluções históricas na medição mostram que a dosagem, na verdade o principal segredo na aprendizagem das fórmulas chinesas, mudou muito e tem sido uma preocupação na prática há mais de milhares de anos. Quin (錢), , a unidade única de medida de peso sempre utilizada nas ervas da MTC, é diferente da utilizada na dinastia Han, na qual nasceu o autor do *Treatise on Cold Damage Disorders* (*The Shanghan Lun*, 傷寒論)· Zhang Zhongjing). Entretanto, um Quin equivale a 3,125g na China, mas a 4g em Taiwan, o que sugere que os estudantes de MTC e de acupunctura devem ter em conta as diferenças quando fazem investigação.

Outra atenção que deve ser dada à utilização clínica das ervas chinesas é a dosagem, que deve ser acompanhada do fator geográfico. Zhang Zhongjing nasceu em Henan, no sul da China, onde o clima temperado é subtropical húmido. O clima pode ser um dos factores que afectam o seu raciocínio lógico nas fórmulas; por exemplo, as ervas mais utilizadas no tratamento de doenças gastrointestinais são a raiz de alcaçuz, a jujuba, o gengibre seco, o gengibre e o Guizhi (Ramulus Cinnamomi) pela propriedade do picante de dispersar o Qi estagnado e tonificar o Yang. Por outras palavras, devem ser feitos ajustamentos, tendo em conta os factores geográficos.

Para além do peso, o rácio é também uma preocupação que deve ser tida em conta na percentagem de ingredientes de uma fórmula. Liu Yi San (Six to One Powder, 六一散) indica que a proporção de Talco e Radix Glycyrrhizae (raiz de Alcaçuz) é de 6:1. Na verdade, os alunos que compreendem chinês podem facilmente captar o significado desta fórmula a partir do carácter 六 que se refere a seis e 一, 1. As dosagens na prática devem ser ajustadas, dependendo das condições dos pacientes. Esta é a mais difícil de aprender e compreender porque reflecte a experiência de um médico de MTC ou de um acupunctor. Por outras palavras, não existe de todo uma regra de ouro a seguir e é difícil de verificar com uma análise quantitativa.

Discussão

O pensamento lógico dos chineses é o raciocínio indutivo, em comparação com o raciocínio dedutivo dos povos ocidentais. Com base neste modelo lógico, a MTC, incluindo a acupunctura, apresenta semelhanças nas teorias com o Yin-Yang, os Cinco Elementos, o Qi-Sangue e a identificação de padrões.

É de notar que a maioria das investigações científicas para verificar a eficácia da MTC e da acupunctura se concentra apenas nas doenças, em vez de seguir a identificação dos padrões da MTC, o que não pode exemplificar com precisão as teorias da MTC e da acupunctura em grande medida [12].

Os desenvolvimentos históricos provam que existem desafios para os estudantes de MTC e de acupunctura, tais como quando combinar pontos de acupunctura regulares com pontos de acupunctura extra, como decidir a dosagem exacta e se devem ou não selecionar ervas secas, etc.

Cada vez mais a população das comunidades chinesas como a China, Taiwan, Hong Kong e Macau parece sugerir que a MTC e a acupunctura beneficiam a saúde pública com a sua eficácia.

Este estudo pode recomendar que ter um bom domínio da língua chinesa pode desempenhar um papel fundamental na aprendizagem e no domínio da MTC e da acupunctura. Infelizmente, não é nada fácil para os estudantes ocidentais tomar uma decisão correta quando se trata de aprender caracteres chineses tradicionais ou simplificados. O debate sobre os caracteres chineses tradicionais e os caracteres chineses simplificados tem sido uma disputa permanente sobre a ortografia chinesa entre os utilizadores de caracteres chineses durante anos, desde a criação da República Popular da China (RPC) em 1949. Olhando para a história da medicina chinesa, todos os grandes clássicos estão escritos em chinês tradicional. Este facto pode dar aos alunos a orientação certa de que a aprendizagem do chinês tradicional permite aos alunos ocidentais adquirir um conhecimento mais profundo da MTC e da acupunctura. Acredita-se que a tradução de "palavras inglesas para caracteres chineses" impede certamente os alunos de adquirirem uma compreensão exacta da MTC e da acupunctura. No entanto, não existe nenhum currículo de terminologia médica chinesa oferecido no Ocidente

Conclusão

Existem desafios para aqueles que estão a aprender ou interessados na MTC e na acupunctura. Só uma descodificação precisa dos caracteres chineses pode explicar exatamente os conceitos da MTC e da acupunctura, pelo que se sugere vivamente que a aprendizagem dos caracteres chineses tradicionais deve ser considerada pelos estudantes ocidentais quando esperam realmente explorar e apreciar a beleza da MTC e da acupunctura.

Com as restrições naturais e humanas, há um longo caminho a percorrer para que os estudantes e investigadores contemporâneos verifiquem a eficácia da MTC e da acupunctura com investigação baseada em provas.

Referências

1. Hong TZ. (2017). Explorando um novo ponto extra para tosse subaguda: Um relato de caso. Scholar's Press, Alemanha.

2. Maciocia G. (1989). Os fundamentos da Medicina Chinesa. Biblioteca do Congresso dos Estados Unidos da América - Catalogação nos dados de publicação. NY.

3. Autor desconhecido. Quais são as principais diferenças entre a MTC e a Medicina Ocidental? http://www.china-acupuncture.net/compare.html

4. Hong TZ. (2017). Explorando um novo ponto extra para tosse subaguda: Um relato de caso. Scholar's Press, Alemanha.

5. Hong TZ. A barreira linguística antes de si na aprendizagem da MTC e da Acupunctura.
Avanços Bioequiv Availab. 1(3). ABB.000515.2018

6. Robinson NG. 2016. Anatomia interactiva da acupunctura médica. Teton NewMedia, WY.

7. Hong TZ. Explorando um novo ponto extra para tosse subaguda: um relato de caso. J Complement Med Alt Healthcare. 2017; 3(4): 555619. DOI: 10.19080/JCMAH.2017.03.555619.

8. Hong TZ. Notas para o uso clínico de pontos de acupuntura extra. J Complement Med Alt
Cuidados de Saúde. 2018; 8(1): 555728. DOI: 10.19080/JCMAH.2018.08.555728.

9. Huxley, A., ed. (1992). Novo Dicionário RHS de Jardinagem. Macmillan: Londres.

10. Yang, F., Dong, X., Yin, X., Wang, W., You, L., Ni, J. Radix Bupleuri: A Review of Traditional Uses, Botany, Phytochemistry, Pharmacology, and Toxicology. Biomed Res Int. Vol. 2017.

11. Ya, Z., Feng, LM., Liu, LJ., Zhang, X., Zhao, RZ. O clerosterol do radix bupleuri cozido em vinagre modifica o transporte de drogas. Oncotarget, 2017, Vol. 8, (No. 13), pp: 21351-21361

12. Hong TZ. (2017) Acupressão ou Acupunctura em Sanyinjiao (SP6) para Dismenorreia Primária. J Network Med Target Ther 1(1): dx.doi.org/10.16966/jnmtt.103

Capítulo 3

Questões Críticas na Investigação Baseada em Evidências para Verificar a Eficácia da Acupunctura

Introdução

Há mais de cem anos que a morfina e os opiáceos são considerados "medicamentos milagrosos" para o alívio da dor causada por feridas, entre muitas outras opções. No entanto, a declaração do Presidente Trump de que a crise dos opiáceos se tornou uma "emergência de saúde", em 26 de outubro de 2017, merece atenção, porque a nação necessita urgentemente de estratégias não farmacológicas para diminuir a dependência de opiáceos do público. Entretanto, cada vez mais pacientes e profissionais de saúde estão a recorrer à acupunctura, tentando compreender o papel que esta pode desempenhar na medicina integrativa no Ocidente para resolver a epidemia de opiáceos [1, 2].

Note-se que é necessário prestar atenção à qualidade da metodologia de investigação e sensibilizar para algumas questões como a acupunctura "real" contra um controlo de acupunctura "simulado" nos ensaios controlados. [3].

Foi noticiado que a Medicina Tradicional Chinesa (MTC) vai ser incluída pela primeira vez na 11.ª revisão da Classificação Estatística Internacional de Doenças e Problemas Relacionados com a Saúde (CID) da Organização Mundial de Saúde (OMS), que entrará em vigor a 1 de janeiro de 2022 [4]. Esta informação encoraja certamente a acupunctura e a MTC a darem mais contributos para a saúde pública no futuro.

Questões desafiantes

Ciência ou pseudociência

A questão de saber se a acupunctura é ou não ciência continua a ser controversa, uma vez que tem sido discutida académica e clinicamente há muito tempo. É necessário discutir mais se as chamadas "provas científicas" com técnicas modernas, como a fMRI e a TAC, podem realmente examinar a eficácia da acupunctura.

Em comparação com o raciocínio dedutivo no Ocidente, os chineses estão frequentemente habituados ao raciocínio indutivo, o que permite que a MTC e a acupunctura apresentem semelhanças com o Yin-Yang, o Qi-Sangue, os Cinco Elementos e a identificação de padrões nas teorias. Além disso, os princípios filosóficos e os pensamentos que colocam o corpo humano num grande sistema através da observação da natureza tornam a Medicina Tradicional Chinesa (MTC) e a acupunctura mais complexas e mais difíceis para aqueles que estão habituados ao raciocínio indutivo obterem uma visão global. O padrão, por exemplo, é o conceito-chave e único que desempenha um papel fundamental no diagnóstico. No entanto, um padrão pode englobar sintomas gerais reconhecidos e discutidos na medicina ocidental [5].

A história chinesa mostra que a MTC e a acupunctura desempenharam um papel importante no sistema de saúde durante mais de vinte séculos na China até à dinastia Qing (1644-1912). Por outro lado, a resposta foi dada com a evidência objetiva de que a população da China aumentou de quarenta e dois milhões na dinastia Qin (221-206 a.C.) para 150 milhões no período anterior da dinastia Qing (1644-1912) [5].

Identificação de padrões

Ying-Yang é o conceito mais importante e o equilíbrio Yin-Yang é considerado a chave para a saúde. Este conceito tem sido o papel dominante da acupunctura e da medicina tradicional chinesa (MTC) ao longo da história da medicina chinesa durante muitos séculos.

Entre as combinações de pontos de acupunctura, as Quatro Portas (LV 3, Yin e LI 4, Yang) é o protocolo clássico e bem conhecido utilizado. Esta combinação é utilizada para tratar com êxito o caso de sub-saúde no padrão de deficiência de Qi e estase de sangue, demonstrando a aplicação do conceito e realçando a importância do equilíbrio Yin-Yang [6].

O padrão, que se baseia no Yin-Yang, é o conceito único na acupunctura e na MTC. Além disso, a identificação do padrão desempenha o fator mais crítico para o êxito dos resultados do tratamento. No entanto, os estudos [7-10] mostram que os padrões não foram incluídos nos desenhos de investigação em que os acupontos extra podem ser selecionados para utilização em conjunto com os acupontos tradicionais na prática clínica.

Vale a pena referir que a maior parte da investigação baseada em provas inclui doenças em vez de padrões. Os resultados esperados não podem ocorrer com certeza quando os padrões não são tidos em consideração.

A estagnação do qi do fígado é o padrão mais importante e comum na clínica. A via do canal do Fígado e as funções do Fígado na MTC mostram que a sequência de insultos é fundamental para compreender a relação entre o Fígado e o Pulmão no tratamento eficaz da tosse.

Os estudos científicos actuais sobre a depressão, que é a apresentação do Shen negativo na MTC, mostram que o qi do fígado estagnado pode desregular a sinalização dos neurotransmissores na transformação dos macronutrientes em moléculas. Por outras palavras, a estagnação do qi do Fígado pode levar a que as moléculas não cheguem suficientemente ao cérebro devido à perturbação da produção de ATP mitocondrial nos neurónios. Além disso, a falha no controlo da proporção de linfócitos, vistos como Yin, e granulócitos, vistos como Yang, pelo sistema nervoso autónomo é vista como estagnação do qi do fígado. Por outro lado, o sistema nervoso simpático, visto como Yang, controla as células Natural Killer, enquanto o sistema nervoso parassimpático, visto como Yin, é considerado como estando intimamente ligado à libertação de substâncias citotóxicas [11].

Sam acupunctura

A acupunctura simulada tem sido utilizada há mais de 30 anos em ensaios clínicos de acupunctura como uma ferramenta comum para testar a eficácia da acupunctura. De facto, a existência ou não do sistema de canais, que é estabelecido com base na experiência e no conhecimento da utilização de acupontos extra e pontos Ashi, dentro do corpo permanece incerta porque não existem provas científicas que o comprovem. Por outras palavras, as várias formas de acupunctura simulada actuais realizadas para verificar a eficácia da acupunctura parecem questionáveis.

Existem, em geral, dois tipos de acupontos: os acupontos dos tradicionais doze canais regulares e os acupontos extra não incluídos nos canais regulares. Com as suas indicações específicas, acções e grande efeito na teoria e tratamento da acupunctura, os acupontos extra distinguem-se dos acupontos regulares nos doze canais tradicionais, embora a maioria deles não tenha sido descoberta e verificada com provas científicas [12].

No entanto, a história da acupunctura sugere que podem ser descobertos acupontos extra em qualquer altura, como o novo acuponto extra Gangshui (ffzK) descoberto e utilizado para a tosse subaguda, o que demonstra que podem existir numerosos acupontos extra por descobrir [7]. Até certo ponto, os pontos de acupunctura selecionados nos ensaios de acupunctura simulada podem ser as localizações de novos pontos de acupunctura extra que não foram descobertos para afetar os resultados.

Combinar ou não combinar acupontos regulares com acupontos extra

Uma vez que a existência ou não do sistema de canais ainda não foi provada, a formação do protocolo de acupontos mais eficaz continua a ser uma questão.

O desafio que os profissionais de acupunctura experientes enfrentam é saber qual é a melhor altura para considerar a inclusão de pontos de acupunctura adicionais num protocolo.

Acredita-se que o protocolo que segue as teorias da MTC pode trazer os melhores resultados. Infelizmente, nem todas as acções e indicações dos pontos de acupunctura extra foram verificadas e comprovadas como os pontos de acupunctura tradicionais regulares na investigação científica. Os desenvolvimentos históricos dos acupontos extra mostram que um ponto extra pode certamente desempenhar um papel essencial na acupunctura e ser utilizado sozinho ou com os acupontos regulares tradicionais para os tratamentos [12]. Por outras palavras, não existem atualmente provas científicas suficientes para compreender as acções e indicações dos acupontos extra.

Profundidade do agulhamento

O "deqi" é a sensação necessária para obter melhores resultados. Para obter o "deqi" na prática, as agulhas devem ser inseridas em pontos de acupunctura específicos até à profundidade necessária. Dois factores primários, como a natureza da estimulação e a localização da estimulação, variam nos ensaios de acupunctura simulada. Infelizmente, o agulhamento superficial é frequentemente realizado pelas equipas de investigação actuais, mas na realidade não pode ser considerado inerte [13]

Manipulações

Para além da identificação correta do padrão, da profundidade exacta do agulhamento e da seleção do local, a manipulação também merece atenção.

Um dos principais factores que podem influenciar os efeitos da acupunctura na teoria da MTC é a manipulação das agulhas [14]. A tonificação e a sedação são duas técnicas principais nos tratamentos de acupunctura realizados em elevação-empurramento ou torção-rotação. O estudo mostra que a temperatura da pele aumentou continuamente durante os estímulos e diminuiu mais tarde, na última fase. O aumento da temperatura causado pela estimulação de elevação-empurrão provou ser significativamente mais elevado do que o da manipulação de torção-rotação [15].

Discussão

A medicina complementar e alternativa (MAC) refere-se a terapias que a evidência científica não demonstrou serem seguras ou eficazes em grandes estudos científicos. No entanto, diferentes quantidades e níveis de provas científicas apoiam várias terapias CAM. É verdade, em certa medida, que a acupunctura ainda não foi provada com as provas científicas ocidentais como sendo eficaz no tratamento de todas as doenças e perturbações. A investigação extensiva baseada em provas demonstrou os benefícios da acupunctura para várias doenças, o que se assemelha ao facto de nem todas as doenças poderem ser tratadas e curadas com a medicina ocidental até à data.

Em comparação com a medicina ocidental, acredita-se que os sintomas na acupunctura e na MTC são mais amplos com a identificação do padrão.

Na acupunctura e na MTC, acredita-se e compreende-se que uma doença é o desequilíbrio do Yin e do Yang. Para fazer tratamentos de acupunctura de forma eficaz, é necessário um diagnóstico preciso, *seguindo os* órgãos *Zang-Fu*, as teorias *dos canais*, *o Yin-Yang e* as indicações dos pontos de acupunctura. As classificações patológicas das doenças na medicina ocidental não são geralmente seguidas pelos médicos e acupuncturistas da MTC, mas dependem estritamente dos padrões desenvolvidos com o equilíbrio Yin-Yang, Qi-Sangue e a teoria dos meridianos.

É de salientar que a segurança e a eficácia da acupunctura foram verificadas com base em provas científicas e que a acupunctura é altamente recomendada pela OMS para o tratamento da dor e de várias doenças, como a dismenorreia, as perturbações do pescoço, os vómitos, a enxaqueca, a cefaleia tensional e as náuseas pós-operatórias [16, 17].

As questões abordadas neste artigo representam alguns mal-entendidos que os investigadores baseados em provas devem ter em conta na conceção da investigação científica.

Na Bíblia, a Terra é descrita de várias formas; é um círculo (Is. 40:22) e também é sugerido que a Terra tem 4 cantos no Apocalipse, o que mostra que o "facto" pode ser definido a partir de diferentes perspectivas.

O raciocínio indutivo dos chineses está na base do desenvolvimento da acupunctura e da MTC, o que é totalmente diferente do raciocínio dedutivo do Ocidente. Se é ou não o momento de julgar a acupunctura ou a MTC como ciências permanece incerto e controverso, porque os critérios estabelecidos pelo Ocidente para julgar uma tarte de maçã não se aplicam de todo ao tofu malcheiroso nas comunidades chinesas [18].

Conclusão

A evidência científica fornece as explicações dos conceitos abstractos, mostrando a direção para as interpretações exactas da acupunctura. No entanto, os actuais desenvolvimentos da investigação baseada em provas mostram que há um longo caminho a percorrer porque existem alguns mal-entendidos e lacunas.

A nova versão da CID pela OMS sugere que a possibilidade de a acupunctura e a medicina ocidental trabalharem em conjunto no futuro para melhorar os cuidados de saúde requer mais atenção e esforços.

Referências

1. Niemtzow RC. A crise dos opiáceos: Nossos Desafios e Responsabilidades na Acupuntura. Med Acupunct. 2018;30 (1):1-2. doi:10.1089/acu.2017.29071.rcn

2. Fan, AY et al. (2017). O papel da acupunctura na resolução da epidemia de opiáceos: Evidência, custo-eficácia e disponibilidade de cuidados para a acupunctura como método primário e não farmacológico para o alívio e gestão da dor - White Paper 2017. Jornal de Medicina Integrativa. 15. 411-425. 10.1016/S2095- 4964(17)60378-9

3. Fundação Acupunctura Agora. Desafios da Investigação em Acupunctura - Quando um simulacro não é um simulacro e o real não é real

4. Rushlau K. A última CID da OMS inclui a Medicina Tradicional Chinesa. IntegrativePractitioner.com

5. Hong TZ. Comments on Whether or not Traditional Chinese Medicine and Acupuncture are Pseudoscience. Avanços Bioequiv Availab.2 (4). ABB.000545.2019. DOI: 10.31031/ABB.2019.02.000545

6. Hong, TZ (2009). Aplicação das Quatro Portas para o Tratamento da Sub-saúde, 13-17. Policiamento Comunitário da Cidade de Hsinchu, Taiwan

7. Hong TZ. (2017). Explorando um novo ponto extra para tosse subaguda: Um relato de caso. Scholar's Press, Alemanha

8. Zhu ML, Jiang HC, Zeng HW. Acupunctura combinada com injeção de acupontos em 25 casos de tosse pós-frio. Jornal Mundial de Acupunctura - Moxabustão. 2016; 26 (4): 65-67

9. Yu SY, Yang J, Yang MX, Yan G, Chen J, Ren Y, Zhang L, Chen L, Liang F, Hu Y. Aplicação de Acupontos e Meridianos para o Tratamento da Dismenorreia Primária: A Data Mining-Based Literature Study. Complemento baseado em evidências e medicina alternativa. 2015

10. Paraskeva A, Melemeni A, Petropoulos G *et al.* O agulhamento do ponto 1 extra diminui os valores bis e a ansiedade pré-operatória. Am J Chin Med. 2004; 32: 789794

11. Hong TZ. Compreendendo o papel do fígado na MTC no tratamento da tosse. LOJ Phar & Cli Res 1(2)-2018.LOJPCR.MS.ID.000107

12. Hong TZ. Notas para a utilização clínica de pontos de acupunctura extra. J Complement Med Alt Healthcare. 2018; 8(1): 555728. DOI: 10.19080/JCMAH.2018.08.555728

13. Birch S. Sham acupuncture is not a placebo treatment - implications and problems in research, 2012.Japanese Acupuncture and Moxibustion; 2012; Vol.8

(1): 4-8

14. Hong SH, Ding SS, Wu F, et al. Eficácia e segurança das manipulações manuais de acupunctura com diferentes frequências na síndrome da dor epigástrica (EPS) em doentes com dispepsia funcional (DF): protocolo de estudo para um ensaio controlado aleatório. Trials. 2017;18 (1):102. doi:10.1186/s13063-017-1845-3

15. Huang T, Huang X, Zhang W, Jia S, Cheng X e Litscher G, A influência de diferentes manipulações de acupuntura na temperatura da pele de um ponto de acupuntura. Medicina Complementar e Alternativa Baseada em Evidências, vol. 2013, Artigo ID 905852, 5 páginas, 2013

16. Hong TZ. Desafios na aprendizagem e compreensão da Medicina Tradicional Chinesa e da Acupunctura. Open Acc J Comp & Alt Med 1(1)-2018. OAJCAM.MS.ID.000103

17. Jabbour M, Sapko MT, Miller DW, et al. Avaliação económica em acupunctura: passado e futuro. American Acupunc 2009, 49: 1-8

18. Hong TZ. Cuidados na aprendizagem da Medicina Tradicional Chinesa e da Acupunctura. Avanços Bioequiv Availab. 2(2). ABB.000533.2018.

Capítulo 4

As quatro chaves para um tratamento de acupunctura bem sucedido

Introdução

A acupunctura faz parte da medicina tradicional chinesa (MTC) há mais de dois mil anos. Não só tem sido vista como um dos principais sistemas de saúde nas comunidades chinesas, incluindo Taiwan, Macau e Hong Kong, como também tem sido aceite e popular em países asiáticos como o Japão, a Coreia, a Tailândia e Singapura [1].

Evidências científicas recentes verificaram a segurança e a eficácia da acupunctura, o que levou a OMS a recomendar vivamente a acupunctura para o tratamento da dor. Entretanto, a acupunctura também tem sido reconhecida e aceite como parte dos sistemas de saúde ocidentais, embora seja vista e classificada como medicina complementar ou alternativa atualmente [1].

Quatro chaves

No entanto, as quatro chaves da Figura 1, como o diagnóstico exato, a prescrição exacta do acuponto, a localização exacta do acuponto e a manipulação exacta, para um tratamento de acupunctura bem sucedido, não mereceram atenção durante muito tempo.

Figura 1: Chaves para um tratamento de acupunctura bem sucedido

Diagnóstico exato → prescrição exacta do ponto de acupunctura → localização exacta do ponto de acupunctura → manipulação exacta

Diagnóstico exato

Uma doença é a representação do desequilíbrio entre Ying e Yang, de acordo com as teorias da MTC e da acupunctura.

A teoria Ying-Yang, a teoria dos Cinco Elementos, Qi-Blood, Wei-Qi-Yin-Blood e a identificação de padrões baseiam-se na observação da natureza e no raciocínio indutivo em vez do raciocínio dedutivo da medicina ocidental, embora estas teorias sejam filosóficas e abstractas.

Estes conceitos críticos distinguem a MTC e a acupunctura da medicina ocidental e têm sido utilizados como base para estabelecer os sistemas completos da acupunctura e da MTC [1].

A identificação de padrões é o conceito mais abstrato e difícil. Através da investigação baseada em evidências, cada vez mais cientistas vão gradualmente captando a imagem do Padrão.

Uma das funções do Fígado é regular o fluxo suave de Qi no corpo, o que pode afetar as funções dos órgãos Zang-Fu. A estagnação do Qi do fígado, por exemplo, é o padrão mais comum na prática que pode resultar em muitas doenças e sintomas com o desequilíbrio de Ying e Yang, levando à perturbação dos órgãos Zang-Fu

[2].

As provas científicas mostram que os sintomas da estagnação do qi do fígado incluem dores surdas ou lancinantes nas regiões hipocondríaca e epigástrica, depressão, raiva frequente e ressentimento, suspiro constante e desconforto no peito ou nos seios nas mulheres, o que está intimamente associado à desregulação dos neurotransmissores, sistema nervoso autónomo para o mau funcionamento da regulação e controlo dos granulócitos e linfócitos, e úlcera gástrica ou doença do refluxo gastroesofágico (DRGE) que pode resultar em dor nas regiões hipocondríaca e epigástrica e desconforto na região do peito ou do tórax [2].

Prescrição exacta de pontos de acupunctura

A prescrição correta de um acuponto depende de um diagnóstico preciso.

Em termos de prescrições de acupontos, um praticante de acupunctura pode enfrentar desafios, tais como a escolha de meros acupontos nos doze canais tradicionais, acupontos extra, ou a combinação de acupontos tradicionais e acupontos extra, incluindo os acupontos A-shi, como se mostra na Figura 2 [3].

Se as prescrições que consistem apenas em pontos de acupunctura tradicionais podem ou não ser mais eficazes do que os pontos de acupunctura extra, ou a combinação de pontos de acupunctura tradicionais e pontos de acupunctura extra, não foi verificado com as actuais investigações baseadas em provas.

Localização exacta dos pontos de acupunctura

Com as alterações históricas, a localização exacta dos pontos de acupunctura tem sido duvidosa. A localização do LV 1 Daidun é na junção de linhas traçadas ao longo da borda lateral da unha e da base da unha no aspeto dorsal do dedo grande do pé, aproximadamente 0,1 cun do canto da unha na maioria das referências contemporâneas [4]. No entanto, é indicado no Capítulo Canais das Questões Essenciais do Clássico Interior do Imperador Amarelo (Huang di nei jing) que o LV1 está localizado no pelo do aspeto dorsal do dedo grande do pé [5]. Esta diferença também pode ser observada no acuponto GB37 Guangming, porque este acuponto está localizado na borda posterior da fíbula no Clássico Interior do Imperador Amarelo.

Clássico Interior do Imperador em vez de "anterior" nas referências.

Figura 2: Protocolo de seleção de três pontos de apoio

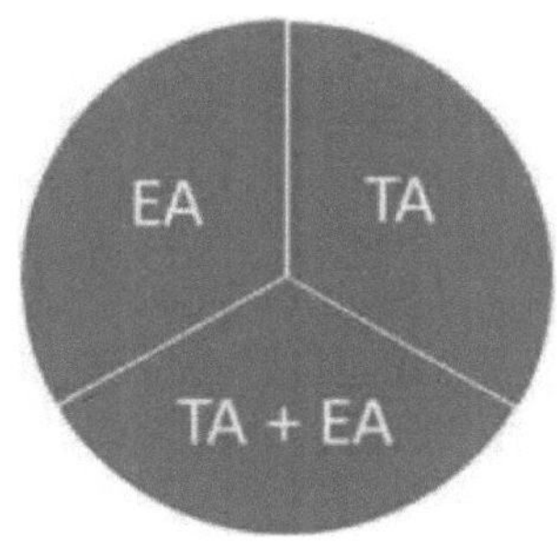

Nota:

TA para os *pontos de acupunctura tradicionais nos meridianos*;

EA para os *acupontos extra e A-shi*

Manipulação exacta

Um diagnóstico exato permite ao acupunctor redigir a prescrição exacta do acuponto.

A eficácia ou não da prescrição depende de uma manipulação exacta da tonificação e da sedação, que é a chave da fase final dos tratamentos bem sucedidos para concluir a estratégia de um acupunctor.

Conclusão

Estas quatro chaves devem ser rigorosamente seguidas se um acupunctor espera um resultado bem sucedido.

A investigação atual baseada em evidências centra-se na doença e não no padrão.

Aconselha-se vivamente que um acupunctor aprenda chinês se quiser adquirir conhecimentos exactos e suficientes de MTC para explorar mais teorias para a identificação de padrões.

Além disso, a barreira linguística pode certamente impedir os estudantes ou os profissionais de acupunctura de obterem uma visão global da MTC e da acupunctura, uma vez que nem todos os clássicos da MTC e da acupunctura estão traduzidos.

Referências

1. Hong TZ. Um olhar atento sobre a aplicação dos pares de pontos de acupunctura baseados em Yin-Yang. Avanços Bioequiv Availab.2 (4). ABB.000544.2019. DOI: 10.31031/ABB.2019.02.000544.

2. Hong TZ. Insights baseados no Qi do Fígado estagnado sobre os efeitos do Radix Bupleuri cozido em vinagre. Avanços Bioequiv Availab.2 (4). ABB.000543.2019. DOI: 10.31031/ABB.2019.02.000543

3. Hong TZ. Considerações Clínicas sobre o Uso de Acupontos Extras e Acupontos Tradicionais. Avanços Bioequiv Availab.2 (4). ABB.000541.2019. DOI: 10.31031/ABB.2019.02.000541

4. LIV-01 (Daidun) Grande Surto. Lótus Sagrado - Medicina Chinesa.

5. O canal do fígado do Pé Jueyin. Reexplorando o Grande Compêndio de Acupunctura e Moxabustão. Obtido em: https://acupun.site/FourteenChannel/LR.htl

Capítulo 5

Modelo de tomada de decisão proposto na utilização dos pontos de acupunctura Extra/A-shi com os pontos de acupunctura tradicionais

Introdução

A Medicina Tradicional Chinesa (MTC), que teve origem na China com a filosofia única de observar a natureza e de ver os seres humanos e a natureza como um todo, tem sido aceite e considerada como a medicina corrente nos últimos 2000 anos. Para além das ervas chinesas, a acupunctura é certamente a modalidade mais utilizada pelos chineses [1].

A eficácia da acupunctura no alívio da dor foi comprovada por estudos científicos, o que permitiu que a acupunctura ganhasse cada vez mais popularidade e aceitação nos últimos anos e evoluísse para uma das formas mais utilizadas de intervenções de medicina complementar ou integrativa no Ocidente [1].

A evolução histórica dos acupontos indica que um acuponto é descoberto acidentalmente na vida quotidiana com as indicações e acções específicas [2].

Os pontos de acupuntura são descobertos pela primeira vez como pontos de acupuntura A-shi, aceites gradualmente com a análise das indicações e acções, e finalmente incluídos nos meridianos. Atualmente, os acupontos utilizados clínica e academicamente são geralmente divididos em acupontos nos catorze meridianos tradicionais, acupontos não localizados nos catorze meridianos tradicionais, como os acupontos A-shi, e acupontos extra [3].

Como tomar uma decisão correta na seleção de protocolos de acupontos para uso clínico é a questão crítica.

Visão geral das opções de seleção de acupontos

Um padrão é a essência da MTC que se refere ao processo de identificação da desarmonia subjacente a todas as manifestações clínicas.

Ao identificar padrões, um acupunctor precisa de seguir a forma típica que procura as relações entre os seres humanos e a natureza, e o equilíbrio dos órgãos Zang-Fu.

Este protocolo de seleção de três pontos de acupunctura na Figura 1 mostra que, na prática, o acupunctor pode enfrentar a questão da tomada de decisões em termos de utilização apenas dos pontos de acupunctura tradicionais, apenas dos pontos de acupunctura suplementares ou da combinação de pontos de acupunctura tradicionais e suplementares.

Figura 1: Protocolo de seleção de três pontos de apoio

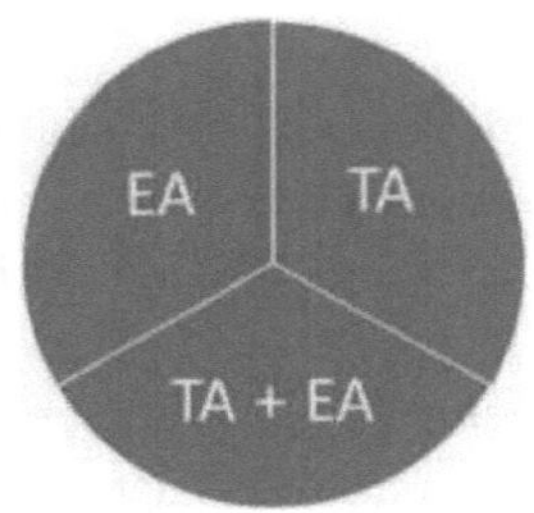

Nota:
TA para os *pontos de acupunctura tradicionais nos meridianos*;
EA para os *acupontos extra e A-shi*

É indubitável que um acupunctor deve escolher uma destas opções quando se trata das teorias da MTC sobre Yin-Yang, os Cinco Elementos e o desenvolvimento histórico dos pontos de acupunctura.

A MTC centra-se no Ying-Yang, no Qi e no Sangue, que são os quatro pilares para a explicação da etiologia. Acredita-se que uma doença resulta do desequilíbrio Yin-Yang apresentado na Figura 2, o que realça a importância da teoria Yin-Yang que os acupuncturistas devem ter em conta. Infelizmente, as teorias do Yin-Yang e dos Cinco Elementos não se podem aplicar a acupontos extra apenas porque estão incluídos nos catorze meridianos tradicionais [2].

Figura 2: Caraterísticas do Yin-Yang

Yin	Yang
Material	Function
Blood	Qi
Zang	Fu
Yin meridian	Yang meridian

Yin	Yang
Material	Função
Sangue	Qi
Zang	Fu
Meridiano Yin	Meridiano Yang

Por outras palavras, o modelo possível e viável parece ser necessário para a utilização clínica dos acupontos tradicionais ou dos acupontos extra e A-shi.

Modelo proposto

Na prática, os acupunctores precisam de seguir a identificação de padrões que desempenha um papel fundamental para o sucesso e os resultados esperados [4]. A identificação de padrões requer as quatro habilidades de diagnóstico, Olhar, Cheirar, Perguntar e Sentir.

Os desenvolvimentos históricos dos acupontos Ashi definidos como acupontos de resposta sugerem que precisamos de considerar esta caraterística no modelo, embora a teoria Yin-Yang não se possa aplicar aos acupontos Ashi e extra [3].

Sugere-se que um acupunctor deve ter em mente a regra de ouro *"Menos agulhas para melhores resultados"* para que os pacientes se sintam desconfortáveis [3].

O modelo da Figura 3 é proposto com base na identificação Yin-Yang com a aplicação da palpação. A palpação faz parte da competência de sentir incluída no recurso não invasivo para fornecer informações móveis com as reacções imediatas dos pacientes para a verificação do diagnóstico, e também pode servir como feedback para os acupunctores reconsiderarem e verificarem novamente o diagnóstico [5, 6].

Conclusão

Para não deixar os doentes nervosos e diminuir a dor, a tomada de decisões parece ser uma preocupação para os acupunctores. Neste modelo, quatro habilidades móveis são conduzidas ao longo do diagnóstico e do tratamento para a verificação do diagnóstico.

A palpação não é invasiva e pode desempenhar um papel essencial na recolha de informações suficientes para a prática clínica. No entanto, é necessário rever este modelo no futuro com a experiência clínica, embora seja eficaz até certo ponto até à data.

Figura 3: Modelo de tomada de decisão na utilização dos pontos de acupunctura Extra/A-shi com os pontos de acupunctura tradicionais

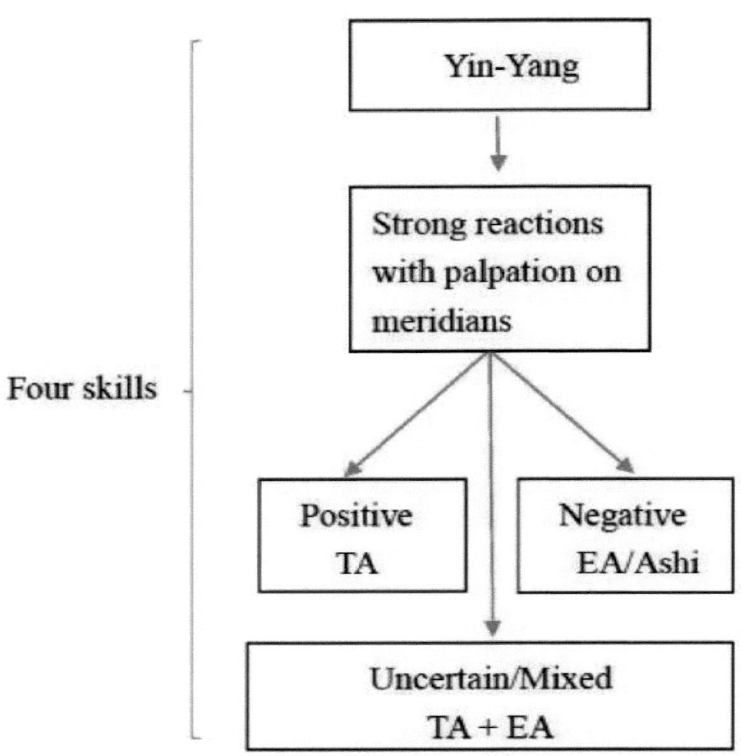
Yin-Yang
Strong reactions with palpation on meridians
Four skills
Positive
TA
Negative
EA/Ashi
Uncertain/Mixed
TA + EA

Referências

1. Hong TZ. Revisitando os Acupontos Extra: Passado, Presente e Futuro. Rede J Med Target Ther. 2017; 1(1): dx.doi.org/10.16966/ jnmtt.105

2. Hong, TZ. (2017). Explorando um novo ponto extra para tosse subaguda: Um relato de caso. Scholar's Press. Alemanha. ISBN: 978-620-2-30167-1

3. Hong TZ (2017) Revisitando os Acupontos Extra: Passado, Presente e Futuro. J Network Med Target. Ther 1(1): dx.doi.org/10.16966/ jnmtt.105

4. Hong TZ. Notas para a utilização clínica de pontos de acupunctura extra. J Complement Med Alt Healthcare. 2018; 8(1): 555728. DOI: 10.19080/JCMAH.2018.08.555728.

5. Wang JY, Robertson J. (2007). Palpação de canais. J Chinese Med., 83.

6. Langevin HM, Yandow JA. (2002). "Relação dos pontos de acupunctura e meridianos com os planos do tecido conjuntivo", The Anatomical Record (New Anatomy), 269, 257-265

Capítulo 6

Considerações clínicas sobre a utilização de pontos de acupunctura extra e pontos de acupunctura tradicionais

Introdução

A eficácia da acupunctura no alívio da dor foi comprovada por provas científicas, o que permitiu que a acupunctura se tornasse popular e aceite nos últimos anos em todo o mundo. Além disso, a acupunctura também evoluiu para um dos medicamentos de cuidados de saúde frequentemente utilizados no Ocidente, embora até agora só tenha sido considerada como medicina complementar ou integrativa no Ocidente [1].

Olhando para a evolução histórica dos acupontos, podemos compreender que os acupontos são descobertos acidentalmente na vida quotidiana com as indicações e acções específicas, que são primeiro aceites e reconhecidos como acupontos A-shi. Aceites gradualmente com o tempo, estes acupontos A-shi são sistematicamente analisados quanto às indicações e acções, e finalmente incorporados nos meridianos.

Os pontos de acupuntura utilizados clinicamente atualmente são geralmente classificados como 1) pontos de acupuntura nos catorze meridianos tradicionais e 2) pontos de acupuntura não localizados nos catorze meridianos tradicionais, como os pontos de acupuntura A-shi e os pontos de acupuntura extra [2].

Para além dos pontos de acupunctura tradicionais localizados nos catorze meridianos, os pontos de acupunctura extra também ganharam mais atenção. Se a combinação dos pontos de acupunctura tradicionais com os pontos de acupunctura suplementares pode ou não ser mais eficaz, ainda não se sabe ao certo.

Este artigo tem como objetivo apresentar questões sobre os usos clínicos que os acupunctores devem considerar.

Problemas na clínica

A identificação de padrões, o processo de identificação da desarmonia entre os sistemas, é verdadeiramente o conceito único que desempenha um papel fundamental no diagnóstico e no tratamento.

Os padrões são derivados das teorias Yin-Yang e dos Cinco Elementos, que vêem o corpo humano como uma miniatura do universo, e enfatizam a semelhança dos órgãos Zang-Fu, com base no pensamento lógico indutivo.

Por outras palavras, os resultados do tratamento não podem ser esperados se um acupunctor não seguir rigorosamente os requisitos específicos das teorias do Yin-Yang e dos Cinco Elementos.

Aplicação de Ying-Yang

A teoria Yin-Yang realça o equilíbrio dos órgãos Zang-Fu. Nesta teoria, os doze meridianos tradicionais são divididos em meridianos Yin e Yang, que são subcategorizados em três meridianos Yin e Yang das mãos e dos pés.

Uma doença é a apresentação de um desequilíbrio Yin-Yang, em que Yin é definido como os materiais que alimentam os órgãos e Yang refere-se às funções dos órgãos Zang-Fu [3].

Os cinco pontos de acupunctura localizados nos doze meridianos tradicionais estão também divididos em Yin-Yang, de acordo com a teoria dos Cinco Elementos.

A combinação de LI 4 e Liv 3 na Tabela 1 é a aplicação típica de Yin- Yang, que é chamada de Quatro Portas.

Quadro 1: O protocolo das Quatro Portas

Acuponto	**Meridianos Yin/Yang**	**Acções**
LV3	Yin	Regula o Qi do Fígado, subjuga o Yang do Fígado para regular a menstruação, acalma o Shen e nutre o Yin do Fígado
LI4	Yang	Expulsa o vento e liberta o exterior, tonifica o qi para reforçar a imunidade, pára a dor e regula as zonas do rosto e da cabeça

Infelizmente, esta teoria não se pode aplicar aos acupontos extra e aos acupontos A-shi apenas porque não estão incorporados nos doze meridianos tradicionais.

Combinação ou não

Em geral, a maioria dos acupunturistas em prática pode enfrentar desafios, como considerar a utilização apenas dos pontos de acupunctura tradicionais, apenas dos pontos de acupunctura extra ou a combinação dos pontos de acupunctura tradicionais e extra, incluindo os pontos de acupunctura A-shi.

A seleção ideal é apresentada no protocolo de seleção de três pontos de acupunctura da Figura 1,

Figura 1: Protocolo de seleção de três pontos de apoio

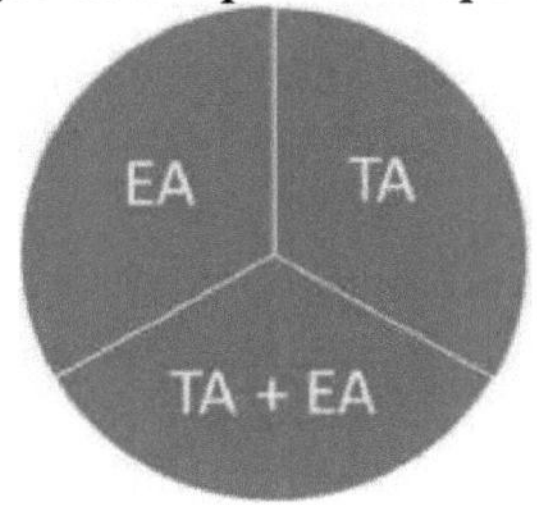

Nota:

TA para os *pontos de acupunctura tradicionais nos meridianos*;
EA para os *acupontos extra e A-shi*

As indicações dos pontos de acupunctura extra e A-shi permanecem incertas sem provas científicas; por conseguinte, sugere-se vivamente que se considerem primeiro os pontos de acupunctura tradicionais baseados nas teorias Yin-Yang e dos Cinco Elementos nas condições do servidor.

A regra de ouro "*Menos agulhas nos pontos de acupunctura para obter melhores resultados*" deve ser tida em conta para não causar desconforto aos doentes. A palpação que facilita o diagnóstico dos acupunctores parece ser a técnica viável para os acupunctores considerarem quando devem combinar acupontos extra e acupontos A-shi com acupontos tradicionais e selecionar apenas acupontos tradicionais [4].

Tempo

A prioridade de selecionar os pontos de acupunctura tradicionais e os pontos de acupunctura extra e A-shi para a necessidade é um desafio.

Sugere-se que as palpações sejam efectuadas primeiro, antes de se tomarem decisões. No modelo de tomada de decisão, a prioridade pode ser determinada com as palpações.

Eficácia

A questão de saber se as manipulações de sedação e tonificação nos acupontos extra e A-shi podem ou não ser utilizadas para padrões de excesso ou deficiência merece atenção.

A manipulação de lifting-thrusting estimulada em Zusanli (ST36) aumentou a temperatura da pele [5], o que sugere que a evidência científica das manipulações é necessária para verificar se o mesmo resultado pode ser aplicado aos acupontos extra e A-shi.

Conclusão

Em termos de custo, conveniência e economia de tempo, a acupunctura é a principal prioridade para os pacientes.

As provas científicas contemporâneas mostram que a acupunctura é eficaz no alívio da dor, etc.; no entanto, é certo que os resultados esperados não podem ser obtidos se o padrão baseado na MTC não for identificado com precisão e rigorosamente seguido na investigação científica e na prática.

Sem diretrizes práticas discutidas na literatura para os acupunctores seguirem na prática clínica, espera-se que as questões apresentadas neste artigo possam ser úteis e atrair mais atenções.

Referências

1. Hong TZ. Notas para a utilização clínica de pontos de acupunctura extra. J Complement Med Alt Healthcare. 2018; 8(1): 555728. DOI: 10.19080/JCMAH.2018.08.555728.

2. Hong TZ. Lembretes para a Aplicação Clínica de Acupontos Extra. Tendências actuais
Biomedical Eng & Biosci. 2018; 16(3): 555939. DOI: 10.19080/CTBEB.2018.16.555939

3. Hong, TZ. Princípios do protocolo para tratar a deficiência de sangue no coração. J Complement Med Alt Healthcare. 2017; 4(4): 555644

4. Hong TZ. Modelo de Tomada de Decisão Proposto na Utilização dos Acupontos Extra/A-shi
com os pontos de acupunctura tradicionais. Avanços Bioequiv Availab. 2(2). ABB.000531.2018.

5. Huang, Tao & Huang, Xin & Zhang, Weibo & Jia, Shu-Yong & Cheng, Xinnong & Litscher, Gerhard. (2013). A influência de diferentes manipulações de acupuntura na temperatura da pele de um ponto de acupuntura. Medicina complementar e alternativa baseada em evidências: eCAM. 2013. 905852. 10.1155/2013/905852.

Notas para a utilização clínica dos acupontos extra

Introdução

Os pontos de acupunctura extra distinguem-se dos pontos de acupunctura regulares nos catorze meridianos tradicionais pelas suas indicações e acções únicas e pela sua grande eficácia na teoria e no tratamento da acupunctura, embora alguns dos pontos de acupunctura extra não tenham sido verificados com provas científicas [1].

O equilíbrio Yin-Yang é o conceito único e a chave dominante da medicina tradicional chinesa (MTC) ao longo da história da medicina chinesa durante muitos séculos [1]. Acredita-se que este conceito distingue absolutamente a MTC da medicina ocidental. Com base neste conceito, uma doença indica a perda do equilíbrio de Yin-Yang. Por outro lado, este conceito serve também de base e de orientação para a etiologia das doenças, o diagnóstico e os tratamentos [2].

O equilíbrio entre o Yin e o Yang pode ser alcançado através de estímulos em técnicas como a acupunctura, a acupressão, a moxabustão, a ventosas e o Tui Na nos pontos de acupunctura. O protocolo clássico e bem conhecido das Quatro Portas (LV 3, Yin e LI 4, Yang) utilizado para o tratamento bem sucedido da sub-saúde demonstra a aplicação do conceito e realça a importância do equilíbrio Yin-Yang [3].

No entanto, os acupontos extra são totalmente excluídos desta teoria pelo simples facto de não terem sido incorporados nos catorze meridianos tradicionais.

Chaves para os efeitos terapêuticos

Uma vez que as doenças são entendidas como uma perda de equilíbrio entre o Yin e o Yang, como mostra a Figura 1, não se podem esperar bons resultados sem a consideração positiva do Yin e do Yang [1, 2].

Um acuponto extra pode estar ou não nos meridianos estreitamente associados ao Yin e ao Yang. Os exemplos típicos para explicar a importância e a necessidade do Yin e Yang são os Cinco Pontos Shu. De facto, cada um dos Cinco Pontos Shu corresponde a uma das fases específicas dos Cinco Elementos, realçando a importância de um Yin-Yang equilibrado.

Infelizmente, a teoria dos Cinco Elementos e o conceito Yin-Yang não se podem aplicar aos pontos de acupunctura extra apenas porque não se encontram nos catorze meridianos tradicionais. Por outras palavras, os acupontos extra como Yintang (M-HN-3), Sishencong (M-

HN-1), Erbai (M-UE- 29), e Taiyang (M-HN-9) podem ser mais fáceis de considerar na prática pelos profissionais, com a localização associada aos meridianos específicos com a caraterística de Yin-Yang, como se mostra na Figura 1 [1].

Figura 1: Caraterísticas do Yin e do Yang

Yin	Yang
Blood	Qi
Material	Function
Zang	Fu
Yin meridian	Yang meridian

Yin Yang
SangueQi
MaterialFunção
ZangFu
Meridiano Yin Meridiano Yang

Os sinais e sintomas na Medicina Tradicional Chinesa podem ser totalmente diferentes dos da Medicina Ocidental e são entendidos como sendo mais amplos. Em geral, os médicos da MTC ou os praticantes de acupunctura não seguem as classificações patológicas ocidentais típicas das doenças, mas baseiam-se nos padrões individualizados pelo desequilíbrio de Yin-Yang, Qi e Sangue, e fluidos corporais no corpo [1].

Os padrões são únicos na MTC e a identificação de padrões desempenha o fator mais crítico para o tratamento e está estreitamente correlacionada com os resultados bem sucedidos. No entanto, os estudos de Hong [1], Zhu *et al.*[6], Yu SY, *et al.*[7], e Paraskeva, *et al.*[8] mostram que os acupontos extra podem ser utilizados juntamente com os acupontos tradicionais na prática clínica, mas infelizmente os padrões não foram incluídos nos projectos de investigação.

Uma das abordagens mais práticas numa prática clínica de acupunctura envolve a utilização de pontos Ashi quando os pacientes sofrem de dor aguda. No entanto, esta aparente simplicidade pode ser descartada pelos profissionais quando se trata da aplicação das teorias da MTC ao tratamento baseado nos complexos meridianos e na teoria dos acupontos.

Os desenvolvimentos históricos dos acupontos extra mostram que um acuponto extra pode certamente desempenhar um papel essencial e ser utilizado sozinho para o tratamento, mesmo que não tenha as fases correspondentes baseadas na teoria dos Cinco Elementos. É necessário verificar se os pontos extra podem ou não ser selecionados em combinação com os acupontos tradicionais num protocolo para obter resultados mais eficazes dos tratamentos.

Breve análise da utilização clínica dos acupontos extra

É comummente considerado pelos praticantes de acupunctura se os pontos de acupunctura extra podem ou não superar os pontos de acupunctura tradicionais nos doze meridianos.

Uma das escolas bem conhecidas pelos praticantes de acupunctura é a acupunctura de Tung. A acupunctura de Tung é conhecida pela sua simplicidade que consiste em 740 acupontos, que são totalmente extra acupontos [9].

Numa experiência, a acupunctura de Tung não mostra uma melhor melhoria na relação LH/FSH para a síndrome dos ovários poliquísticos (SOP), embora possa reduzir a relação, em comparação com o acetato de ciproterona/etinilestradiol (CPA/EE) [10]. Além disso, a utilização da acupunctura de Tung num ensaio clínico aleatório, simples-cego, com 84 voluntários idosos com dor lombar crónica (DLC) mostrou que pode diminuir a pontuação da escala de classificação numérica da dor lombar (NRS) e aumentar a força das costas e a amplitude de movimento das costas (BROM) nas direcções de flexão para a frente e flexão lateral direita, equivalente à acupunctura nos pontos de acupunctura da MTC. No entanto, os pontos de acupunctura tradicionais da MTC têm um melhor efeito no aumento da ADM nas direcções de extensão das costas e de flexão lateral esquerda. Por outro lado, a acupunctura nos acupontos extra de TUNG pode ser adequada para doentes idosos com DLC [11].

Num estudo sobre o agulhamento de gatilhos miofasciais, conclui-se que os pontos de gatilho miofasciais (MTrP) estão significativamente correlacionados com os acupontos da Medicina Tradicional Chinesa, que incluem acupontos do canal primário, acupontos extra e pontos Ah-shi [12]. Além disso, um estudo sobre se os pontos de acupunctura extra podem ou não ser mais eficazes do que os pontos de acupunctura tradicionais, a aplicação de pressão no ponto de acupunctura concebido "extra 1" e num ponto de controlo sobre os valores do índice bispectral (BIS) e sobre o stress em 25 voluntários mostra que os valores da pontuação de sedação verbal após a aplicação de pressão no ponto extra 1 também foram inferiores quando comparados com os valores obtidos após a aplicação de pressão no ponto de controlo (P < 0,001) [13].

Discussão

O desafio que os profissionais de acupunctura enfrentam é saber qual é a melhor altura para considerar pontos de acupunctura adicionais num protocolo.

O protocolo que segue as teorias da MTC pode produzir os melhores resultados. Taiyang (太阳,M-HN-9), , por exemplo, pode ser selecionado para a dor de cabeça unilateral como GB20 quando o agente patogénico é o vento exterior [1]. Por outras palavras, este exemplo explica o conceito de identificação de padrões ((证, .

Zeng) com base no diagnóstico diferencial é, sem dúvida, a chave para o tratamento com acupontos extra.

Os desenvolvimentos históricos dos pontos de acupunctura extra mostram que um ponto de acupunctura extra pode seguramente desempenhar um papel fundamental na acupunctura e ser utilizado sozinho ou com os pontos de acupunctura regulares tradicionais para o tratamento. Até agora, as acções e indicações da maioria dos pontos de acupunctura extra não foram cientificamente investigadas e verificadas como os pontos de acupunctura tradicionais regulares.

Na estratégia, um profissional pode ter em consideração o princípio "Menos agulhas, melhores resultados" na prática, evitando que os doentes sintam dor ou se preocupem. No que diz respeito à tática, o objetivo pode ser alcançado com os quatro protocolos seguintes, apresentados na Figura 2.

Figura 2: Protocolo que utiliza os acupontos tradicionais e os acupontos suplementares

Apenas Ta	Apenas Ea
Ea + Ta **MAS** N.º de Ea ﹥ N.º de Ta	Ea + Ta **MAS** N.º de a ﹥ N.º de Ta

Nota:

Ea para os pontos de acupunctura extra e

Ta para os pontos de acupunctura tradicionais

Como uma das formas mais antigas das artes naturais de cura, a acupunctura começou o seu desenvolvimento e emprego para anestesia em operações cirúrgicas no final da década de 1950. Num estudo-piloto realizado em 2015 por Wang *et al.*, 12 pais foram aleatorizados para receberem uma conta de acupressão com cobertura de fita oclusiva no ponto Extra 3(印堂, Yintang) durante 20 minutos. Os pais no grupo de acupressão tiveram significativamente menos ansiedade aos 20 minutos pós-intervenção em comparação com os pais no grupo sham [14].

É verdade que os doentes e os prestadores de cuidados de saúde estão normalmente preocupados com os efeitos secundários. Os resultados de um estudo sobre a gravidade da dor causada pela punção venosa em crianças hospitalizadas com idades compreendidas entre os 6 e os 12 anos mostram que o ponto extra 3 ((印堂, Yintang) em combinação com o ponto P-8 ((劳宫, Laogong) é recomendado devido à sua maior segurança, relação custo-eficácia e aplicabilidade [15].

O resultado positivo da acupunctura facial relatado por Donoyama *et al.* mostrou que o protocolo de BL1, GB1, ST1, ST3, ST4, ST7, SI19, CV24, Ex-HN3（印堂，Yintang) e Ex-HN4 (鱼腰，Yuyao) podia aumentar o conteúdo de água e óleo da pele facial [16].

Na clínica, os profissionais também estão preocupados em saber se existe atualmente investigação baseada em provas suficientes para mostrar se a utilização de pontos de acupunctura extra por si só trará ou não melhores resultados do que a utilização em combinação com pontos de acupunctura regulares. No entanto, os estudos actuais mostram que os pontos de acupunctura extra podem ser eficazes isoladamente, mas alguns estudos também relatam melhores resultados dos pontos de acupunctura extra utilizados em combinação com os pontos de acupunctura tradicionais [1].

Não há dúvida de que a sensação de agulhamento (得气，deqi) tem sido considerada por muitos praticantes de acupunctura como um componente chave de um tratamento de acupunctura bem sucedido. No entanto, esta sensação não ocorrerá quando as agulhas não forem inseridas nos acupontos com precisão, o que também pode acontecer com a utilização de acupontos extra. Por outras palavras, a localização exacta de um acuponto extra é a chave para o sucesso dos tratamentos. Tal como acontece com o desenvolvimento dos pontos de acupunctura normais, a descrição da localização pode variar nos diferentes manuais. Para este efeito, sugere-se vivamente que a utilização de um rolo de Moxa pode ajudar os profissionais a localizar com precisão os pontos de acupunctura extra. O calor emitido pelo rolo de Moxa penetra no ponto de acupunctura extra como uma agulha de acupunctura, desde que o rolo de Moxa localize com precisão o ponto de acupunctura.

A escola de acupunctura caracterizada por pontos de acupunctura extra mais conhecida no mundo é a acupunctura de Tung, que desenvolve e estabelece a teoria e protocolos exclusivos extremamente diferentes da MTC. Entretanto, o novo acuponto extra Gangshui（肝水）descoberto e utilizado para o tratamento da tosse sub-aguda demonstra que numerosos acupontos extra continuam por descobrir [1].

Olhando para trás, para o desenvolvimento dos pontos de acupunctura extra, é de esperar que mais e mais pontos de acupunctura extra em vários contextos possam ser descobertos no futuro.

Tanto a acupunctura como a acupressão são utilizadas com base na estimulação dos pontos de acupunctura para obter os resultados desejados dos tratamentos. A acupunctura é realizada por acupunturistas para desencadear uma estimulação mais forte nos pontos de acupunctura do que a acupressão para ativar a capacidade de cura inata do corpo. A acupressão refere-se à estimulação dos pontos na superfície da pele através da pressão com as mãos, os dedos, os cotovelos ou os pés, é basicamente não invasiva e pode ser efectuada pelos próprios pacientes.

A massagem em pontos de acupunctura adicionais é viável para os cuidados de saúde. Em comparação com a acupunctura, que pode causar efeitos secundários sugeridos por Kashefi [17], a acupressão tem várias vantagens sobre a acupunctura e merece recomendações pelo seu efeito imediato, segurança, ausência de custos, ausência de efeitos secundários e comodidade para os doentes.

"O Painel de Consenso sobre Acupunctura do NIH/OAM, em novembro de 1997 [18], refere e conclui que existem provas claras da eficácia da acupunctura no tratamento de náuseas e vómitos pós-operatórios e de quimioterapia, náuseas da gravidez e dor dentária pós-operatória. Esta declaração sugere que a acupunctura pode ser aceite em todo o mundo no futuro.

Uma doença indica o desequilíbrio de Yin-Yang. Infelizmente, os métodos de investigação contemporâneos centrados na eficácia da acupunctura ignoram este conceito-chave, o que pode levar a resultados inesperados dos tratamentos baseados na acupunctura [19].

Conclusão

Com a descoberta crescente de novos pontos de acupunctura adicionais, é previsível que a acupunctura ganhe mais popularidade em todo o mundo no futuro, porque é uma forma eficaz, pouco dispendiosa, não cirúrgica e indolor de cuidar da saúde.

Por outro lado, são necessárias investigações adicionais para compreender se os pontos extra podem superar os pontos de acupunctura tradicionais nos catorze meridianos tradicionais.

Referências

1. Hong TZ. (2017). Explorando um novo ponto extra para tosse subaguda: Um relato de caso. Scholar's Press, Alemanha.

2. Maciocia G. (1989). Os fundamentos da Medicina Chinesa. Biblioteca do Congresso dos Estados Unidos da América - Catalogação nos dados de publicação. NY.

3. Hong, TZ. Aplicação de Quatro Portas para o Tratamento da Sub-saúde. Policiamento Comunitário da Cidade de Hsinchu. 2009; 15: 13-17.

4. Shen-nong. Desenvolvimento da Acupunctura e Moxibustão na China. Disponível em
em: http://www.shen-nong.com/eng/treatment/acupuncture_development.html

5. Kuo S. J., Wang N. Revisão sistemática de pontos extras. Disponível em http://www.aptcm.com/aptcm/RealTime.nsf/0/D009E90B3C2C40EE48257049 002 BA60E?opendocument

6. Zhu ML, Jiang HC, Zeng HW. Acupunctura combinada com injeção de acupontos para 25 casos de tosse pós-frio. Jornal Mundial de Acupunctura - Moxibustão. 2016; 26 (4): 65-67

7. Yu SY, Yang J, Yang MX, Yan G, Chen J, Ren Y, Zhang L, Chen L, Liang F, Hu Y. Aplicação de Acupontos e Meridianos para o Tratamento da Dismenorreia Primária: A Data Mining-Based Literature Study. Complemento baseado em evidências e medicina alternativa. 2015

8. Paraskeva A, Melemeni A, Petropoulos G *et al.* O agulhamento do ponto 1 extra diminui os valores bis e a ansiedade pré-operatória. Am J Chin Med. 2004; 32: 789794

9. AcuMed. Mestre Tung Acupunctura. Disponível em https://acumed.pro/master-tung- acupunctura/.

10. CAO, Yu, et al. A eficácia da acupunctura de Tung para as hormonas sexuais na síndrome dos ovários poliquísticos: Um estudo controlado randomizado. Terapias Complementares em Medicina, 2019, 44: 182-188.

11. SIRITEERATHITIKUL, Poonyaphat, et al. Comparação da eficácia da acupuntura nos pontos extras do TUNG e nos pontos da medicina tradicional chinesa para pacientes idosos com dor lombar crônica na Tailândia. Journal of Acupuncture and Tuina Science, 2023, 21.1: 66-73.Wang SM, Gaal D, Maranets I, et al. Acupressão e ansiedade parental pré-operatória: um estudo piloto. Anesthesia & Analgesia. 2005; 101: 666-669.

12. LIU, Lizhou, et al. Acupunctura da medicina tradicional chinesa e agulhamento de gatilhos miofasciais: Os mesmos pontos de estimulação? Terapias

complementares em medicina, 2016, 26: 28-32.
13. FASSOULAKI, Argyro, et al. A pressão aplicada no ponto de acupunctura extra 1 reduz os valores do índice bispectral e o stress em voluntários. Anesthesia & Analgesia, 2003, 96.3: 885-890.
14. Wang SM, Gaal D, Maranets I, et al. Acupressão e ansiedade parental pré-operatória: um estudo piloto. Anesthesia & Analgesia. 2005; 101: 666-669.
15. Pour PS, A GF, K M, J Y. Comparação dos Efeitos da Anestesia Local e da Acupressão de Dois Pontos na Gravidade da Dor por Punção Venosa em Crianças Hospitalizadas com 6-12 Anos de Idade. Revista de Acupunctura e Estudos dos Meridianos. 2017; 10(3): 187-192.
16. Donoyama N, Kojima A, Suoh S, Ohkoshi N. Acupunctura cosmética para melhorar a aparência da pele facial: um estudo preliminar. Acupunctura em Medicina. 2012 Jun; 30(2):152-3
17. Kashefi F, Khajehei M, Ashraf A, Jafari P. Efeito da acupressão no ponto Sanyinjiao na dismenorreia primária: um ensaio aleatório controlado. Complement Therapies in Clinical Practice.2010 Nov; 16(4):198-20.
18. Ulett, George A., Jisheng Han e Songping Han. "Acupunctura Tradicional e Baseada em Evidências: History, Mechanisms, and Present Status". Southern Medical Journal 91 (1998): 1115-1120.
19. Hong, Tong Zheng. Uma exploração do tratamento de acupuntura para a doença de Meniere. Avanços em Bioequivalência e Biodisponibilidade, 2018, 1.

Capítulo 8

Tempo de eficácia da medicina tradicional chinesa e da acupunctura

Introdução

Tanto a medicina tradicional chinesa (a seguir designada por MTC) como a acupunctura tiveram origem na China antiga e evoluíram durante mais de dois mil anos. No entanto, a maioria das pessoas apresenta-se geralmente primeiro aos médicos quando necessita de tratamentos médicos. Este facto deve-se, em parte, ao facto de não existirem provas científicas suficientes que comprovem a eficácia e a segurança da MTC, da acupunctura, da moxabustão, da acupressão, das ventosas, do Tui na e do tai chi.

A MTC e a acupunctura estabeleceram indubitavelmente o seu estatuto no sistema de saúde no Ocidente, embora sejam totalmente diferentes da medicina ocidental no que diz respeito à filosofia, abordagens de diagnóstico e identificação de padrões para tratamento.

A literatura mostra que a MTC, desenvolvida com base na observação da natureza e que é atualmente uma parte essencial do sistema de cuidados de saúde na maioria dos países e regiões asiáticos, como Taiwan, China, Hong Kong e Coreia, se baseia sobretudo em produtos naturais e tem desempenhado um papel importante, juntamente com a acupunctura, na proteção da saúde e no controlo das doenças há milhares de anos.

Para além da acupunctura, a eficácia terapêutica da MTC é geralmente atribuída à propriedade sinérgica de múltiplas ervas e constituintes com um tempo que tem defendido estratégias terapêuticas combinatórias denominadas fórmulas para a melhoria da eficácia através da orientação para síndromes e caraterísticas dos doentes, guiadas pela teoria da MTC.

Exceto a Decocção Única de Ginseng (Du Shen Tang), composta apenas por Ginseng, todas as fórmulas foram concebidas e desenvolvidas para conter uma combinação de vários tipos de ervas, partindo do princípio de que se pode esperar o máximo de eficácia terapêutica com um sinergismo de todos os ingredientes.

A integração da MTC e da acupunctura com a medicina ocidental está a atrair cada vez mais atenção, mas não se tem prestado cada vez mais atenção à questão do tempo. Na prática clínica, a calendarização é, sem dúvida, a chave para o êxito do tratamento, porque a mudança quantitativa conduz à mudança qualitativa. Por conseguinte, é necessário debater a forma como a calendarização pode afetar a eficácia da acupunctura e da MTC.

Breve análise de exemplos relacionados com a calendarização

Os conceitos filosóficos como o Yin-Yang, os Cinco Elementos, a identificação de padrões e o Qi e o Sangue são, em certa medida, únicos e abstractos para captar todo o quadro com funções mais amplas do que o conhecimento anatómico na medicina ocidental e são absolutamente diferentes das teorias da medicina ocidental.

Em termos de relação entre os seres humanos e o Céu, que interagem entre si para encontrar soluções para os problemas de saúde, é totalmente diferente da medicina ocidental, pois a MTC encara o corpo humano como um todo e como um microcosmo do universo no diagnóstico e tratamento, harmonizando o corpo, a mente e o espírito com o equilíbrio Yin-Yang [1].

Yin-Yang, o conceito mais antigo apresentado no I Ching (Livro das Mutações) em 700 a.C., é um dos conceitos mais fundamentais da MTC e da acupunctura. Com o desenvolvimento histórico. O equilíbrio Yin-Yang é o conceito único e a chave dominante da MTC, incluindo a acupunctura, ao longo da história da medicina chinesa durante muitos séculos

Todos os fenómenos são reduzidos a Yin-Yang. Acredita-se também que este conceito distingue absolutamente a MTC da medicina ocidental com as definições de que os órgãos Zang são classificados como Yin, e os órgãos Fu, Yang [2].

Entretanto, este conceito de equilíbrio Yin-Yang serve também de base e de orientação para a etiologia das doenças, o diagnóstico e os tratamentos [3].

As 24 horas do dia, do ponto de vista da MTC, são divididas filosoficamente em Yin (noite) e Yang (dia), como mostra a Figura 1.

Figura 1: Ciclo Yin-Yang

12 HORAS

6 AM Чпппср	Yang dentro de Yang	Yang dentro de Yin	18 HORAS
Yang	Ying dentro de Yang	Yin dentro de Yin	Yin

12 AM

Com base neste conceito, uma doença representa assim a perda do equilíbrio do Yin-Yang. De um modo geral, todos os processos fisiológicos, sinais e sintomas podem ser reduzidos ao Yin-Yang que pode ser tratado com modalidades que têm como objetivo:

- T onificação de Y ang
- Tonificação do Yin
- Dispersão do excesso de Yang
- Dispersão do excesso de Yin

O objetivo de equilibrar o Yin e o Yang pode ser alcançado através de estímulos por meio de técnicas como a acupunctura, a acupressão, a moxabustão, a ventosas e o Tui Na nos pontos de acupunctura. O protocolo clássico e bem conhecido das Quatro Portas (LV 3, Yin e LI 4, Yang) utilizado para o tratamento bem sucedido da sub-saúde demonstra a aplicação deste conceito e realça a importância do equilíbrio Yin-Yang [4].

O Qi percorre o corpo num ciclo interminável de 24 horas para garantir que a energia possa fluir através dos 12 meridianos principais nos blocos de duas horas. Entretanto, a lei da circulação Qi-Sangue dos doze meridianos indica que a circulação passa duas horas por período em cada um dos órgãos Zang e Fu para a saúde, mantendo o equilíbrio Yin-Yang com o fluxo regular de Qi [2].

A acupunctura é uma intervenção médica em que as agulhas são utilizadas para estimular pontos de acupunctura específicos e selecionados para regular a função dos órgãos internos, com efeitos terapêuticos para prevenir e tratar doenças. As teorias da acupunctura indicam que a estimulação da acupunctura pode provocar um conjunto de sensações únicas denominadas *deqi*, que significa literalmente "chegada de energia" em chinês. *O deqi* é geralmente descrito como uma sensação de dor profunda, com um envolvimento de sensações como dor, dor, formigueiro, dormência, latejamento, movimentos involuntários dos membros e, por vezes, dor lancinante, e sentida pelos acupunctores que agarram as agulhas como tensa, apertada e cheia.

O Deqi, por outro lado, não só é reconhecido como um pré-requisito para os melhores efeitos clínicos, porque indica se o Qi e o Sangue nos meridianos estão ou não activados, como também é um importante critério de avaliação da exuberância e declínio do Qi dos meridianos e do prognóstico da doença, podendo ser um dos factores mais importantes para compreender os mecanismos da acupunctura [5, 6].

Uma vez que se acredita que a sensação de deqi na MTC e na acupunctura está intimamente relacionada com a eficácia clínica, os médicos de MTC e os acupunctores provocam sensações *de deqi* com intenção nos pacientes e vêem *o deqi* como o sinal da eficácia do tratamento com a manipulação correta e a retenção da agulha para reforçar a sensação *de deqi* e melhorar a eficácia clínica de acordo com as suas expectativas.

A observação em 2014 de um total de 32 pacientes com hiperuricemia primária, aos quais foi realizada acupunctura nos cinco pontos de acupunctura Shu no meridiano do baço todas as manhãs, com as agulhas retidas durante 30 minutos quando ocorreu *deqi*, destaca a importância do *deqi* no tratamento e mostra que o nível de ácido úrico no sangue após a acupunctura diminuiu significativamente em pacientes com aumento da produção (sobreprodução) de ácido úrico, diminuição da excreção (subexcreção) de ácido úrico e tipo misto [7]. Em termos de eficácia, a estimulação da acupunctura com manipulações corretas pode provocar *deqi*, o que se sugere ser o principal mecanismo para produzir efeitos de acupunctura com a libertação de betaendorfinas espinais e supra-espinais, neuropeptídeos pró-inflamatórios e um aumento da circulação periférica [8].

Outro ponto que chama a atenção é o tempo de retenção das agulhas durante 30 minutos. Segundo a filosofia clássica chinesa, o Qi é a força que circula no corpo de 15 em 15 minutos e que pode constituir e unir todas as coisas no universo, incluindo a interação entre o corpo e o universo. Este princípio sugere aos acupunctores que as agulhas devem ser mantidas durante pelo menos 15 minutos para garantir a eficácia do tratamento.

A utilização da erva chinesa deve basear-se nas condições do paciente com um diagnóstico exato, seguindo os princípios da identificação de padrões. A raiz de alcaçuz (Gancao) com propriedades doces e neutras para tonificar e fortalecer o qi do baço é eficaz para dores de garganta, bronquite, tosse e infecções causadas por bactérias ou vírus. Esta erva é um bom exemplo que realça que o momento de colher a erva é uma atenção que não pode ser ignorada. A literatura mostra que a melhor altura para colher e secar a raiz de alcaçuz é no outono, dois a três anos após a plantação, mas não se encontram informações pormenorizadas sobre as razões. A possível explicação para o tempo de colheita e o tempo de cultivo pode ter muito a ver com a diferenciação do composto, que pode variar com a humidade, a temperatura e a luz solar [9].

Em comparação com os grânulos habitualmente utilizados no Ocidente, a escolha de ervas em bruto ou de material médico processado deve ser o fator que não pode ser ignorado para obter os melhores efeitos clínicos. A fim de descobrir as alterações correspondentes nas composições químicas do Baizhu Shaoyao San (BSS), uma fórmula medicinal tradicional chinesa famosa e amplamente utilizada para tratar a diarreia dolorosa, a inflamação intestinal e a síndrome do intestino irritável com predominância de diarreia, após o processamento e para elucidar a base material dos efeitos curativos alterados, Xu *et al.* desenvolveram uma cromatografia líquida de ultra-alto desempenho-quadrupolo/espetrometria de massa de tempo de voo optimizada nos modos de iões positivos e negativos, juntamente com análises estatísticas multivariadas. O resultado mostra que 62 compostos marcadores com diferenças significativas entre o BSS bruto e o processado foram encontrados num total de 186 compostos finalmente identificados no BSS bruto e processado por análise de componentes principais e teste t. Comparado com o BSS sem processamento por fritura, o conteúdo de 23 compostos foi notavelmente diminuído e o conteúdo de 39 compostos mostrou um grande aumento no BSS processado [10].

As teorias clássicas da MTC afirmam que os efeitos terapêuticos da BSS podem ser significativamente melhorados após o processamento, com as alterações dos constituintes curativos resultantes principalmente do procedimento de processamento. Três ervas medicinais Atractylodis Macrocephalae Rhizoma, Paeoniae Radix Alba, e Citri Reticulatae Pericarpium incluídas na BSS devem ser processadas utilizando alguns métodos específicos de fritura [10].

A natureza, o sabor e os efeitos terapêuticos das ervas chinesas estão intimamente ligados ao tempo de cozedura. Por conseguinte, o tempo de cozedura das ervas é um dos factores que tem muito a ver com o tratamento. Na investigação para compreender a lei da alteração dos constituintes químicos, o resultado mostra que os principais factores que podem influenciar os constituintes químicos dos pedaços de decocção de Radix et Rhizoma Rhei (Dahuang) antes e depois do processamento incluem os tipos de excipientes, a temperatura e o tempo de aquecimento.

Uma temperatura mais elevada ou um tempo de aquecimento mais longo podem reduzir o teor de glicosídeos de antraquinona e aumentar o teor de antraquinona livre em graus variáveis [11].

É muito importante analisar cuidadosamente cada erva, uma vez que cada erva contém constituintes diferentes. O conhecimento discutido nos clássicos antigos e tradicionais da MTC sugere que a energia da temperatura pode sair da erva durante a primeira maceração, o que normalmente afecta o paciente principalmente ao nível do Qi, relacionado com a natureza mais superficial e mais Yang. No entanto, o paciente é afetado mais ao nível do sangue durante a segunda maceração, com a energia do sabor a sair da erva.

Algumas ervas como Bie Jia (Casca de tartaruga) e Ci Shi (Magnetite) são feitas de substâncias que podem exigir muito mais tempo para lixiviar os ingredientes terapêuticos. Estas ervas necessitam geralmente de mais 20 a 30 minutos de cozedura. Pelo contrário, as ervas aromáticas, como Bo He (Hortelã-pimenta) e Mu Xiang (Radix Auklandiae Lappae), são utilizadas na clínica para movimentar o Qi, aliviar a dor e regular o Jiao Médio com a propriedade de serem picantes, pelo que devem ser cozinhadas por períodos inferiores a 20 minutos. Com o objetivo de manter o aroma, cozinhe primeiro o resto das ervas e, por fim, adicione estas ervas aromáticas para evitar que os óleos voláteis evaporem rapidamente.

Discussão

O deqi, que se acredita ser uma variável importante nos estudos do mecanismo e da eficácia do tratamento de acupunctura, tem atraído muito mais atenção nos últimos anos e grandes esforços como a qualificação e quantificação das sensações *de deqi* com questionários, estudos de neuroimagem do *deqi* e da acupunctura, mecanismos fisiológicos do *deqi* e a relação entre o *deqi* e a eficácia clínica têm sido feitos para aprender mais sobre o *deqi* e explorar se a sensação *de deqi* pode ser alcançada através da manipulação e da retenção da agulha para reforçar a sensação *de deqi* [12].

A hiperuricemia na MTC é vista como o resultado da humidade, que é classificada como Yin, no corpo com base na deficiência de qi do baço. O Qi é Yang que pode resultar em humidade quando é deficiente. Com base na lei da circulação Qi-Sangue, 9-11 da manhã deve referir-se a Yang com Yang no bloco de tempo, correspondendo aos órgãos do Estômago e do Baço. Esta lei também sugere que o tratamento neste bloco de duas horas pode tonificar o Yang e repor o Qi do Baço e do Estômago.

A duração da retenção da agulha também desempenha um fator-chave no sucesso e eficácia do tratamento. Em geral, são necessários 15 minutos por sessão com base na lei da circulação do Qi na teoria da acupunctura. No entanto, continua a ser incerto se uma retenção mais longa pode produzir o melhor efeito. Um total de 251 doentes com apoplexia isquémica foram divididos aleatoriamente em grupos de 20 min, 40 min e 60 min, respetivamente, e puncionados e estimulados eletricamente com parâmetros de 2 Hz, 2-6 mA durante 20 min, 40 min e 60 min, separadamente, uma vez por dia, durante 10 vezes, de acordo com o seu estado (ligeiro, moderado e grave) de doença. O resultado mostra que a taxa efectiva do grupo de 60 min foi significativamente mais elevada do que a dos grupos de 20 min e 40 min ($P<0{,}01$, 0,05) [13]. O mesmo resultado foi incluído noutro estudo com um total de 82 doentes com hemiplegia pós-AVC. Os doentes que cumpriam os critérios de inclusão foram distribuídos aleatoriamente pelo grupo de controlo (22 casos), pelo grupo de curta duração de retenção da agulha (30 casos) e pelo grupo de longa duração de retenção da agulha (30 casos) com acupunctura do couro cabeludo. Os casos do grupo de retenção prolongada da agulha obtiveram melhores efeitos na função motora dos membros e nas actividades da vida diária (ADL) do que os outros dois grupos [14].

Os dois estudos apresentados acima parecem sugerir que quanto maior for a retenção da agulha, melhor será o resultado para os doentes com AVC isquémico e com hemiplegia pós-AVC.

Infelizmente, a identificação de padrões da MTC, que é o conceito único que distingue a MTC e a acupunctura da medicina ocidental e que é visto como a diretriz para o diagnóstico e o tratamento, não foi discutida e não se sabe se os resultados se podem ou não aplicar ao AVC hemorrágico, a outras doenças ou mesmo a diferentes padrões de

A MTC merece mais investigação.

Com os casos sobre ervas chinesas discutidos acima, os métodos de processamento de ervas não se podem aplicar aos grânulos utilizados maioritariamente no Ocidente. Por outras palavras, esta pode ser a chave para tratamentos mal sucedidos e sugere que a utilização de ervas em bruto necessita de mais investigação e merece muita atenção.

Conclusão

A utilização correta da fitoterapia chinesa pode levar a uma profunda profundidade no tratamento de uma gama fantasticamente enorme de doenças e à melhoria da eficácia clínica até ao último grau.

É notável que a maior parte da investigação científica contemporânea para a verificação da eficácia clínica da MTC e da acupunctura não consegue verificar com exatidão as teorias da MTC e da acupunctura, em grande medida porque se concentra apenas nas doenças, em vez de seguir a identificação de padrões que distingue a MTC e a acupunctura da medicina ocidental [15].

Factores como a idade, o sexo e o processamento da matéria médica podem afetar a eficácia terapêutica. Que seja do nosso conhecimento, nenhum estudo investigou de forma sistemática a relação entre os diferentes aspectos da calendarização relacionados com as ervas da MTC, incluindo a acupunctura, e os efeitos do tratamento com identificação de padrões, o que merece mais atenção e investigação no futuro.

Referências

1. Hong TZ. Desafios na aprendizagem e compreensão da Medicina Tradicional Chinesa e da Acupunctura. Open Acc J Comp & Alt Med 1(1)- 2018. OAJCAM.MS.ID.000103.
2. Hong TZ. 2017. Explorando um novo ponto extra para tosse subaguda: Um relato de caso. Scholar's Press, Alemanha.
3. Maciocia G. (1989). Os fundamentos da Medicina Chinesa. Biblioteca do Congresso dos Estados Unidos da América - Catalogação nos dados de publicação. NY.
4. Hong, TZ. Aplicação de Quatro Portas para o Tratamento da Sub-saúde. Policiamento Comunitário da Cidade de Hsinchu. 2009; 15: 13-17.
5. Kong J., Gollub R., Huang T. et al. "Acupunctura De Qi, da história qualitativa à medição quantitativa," Journal of Alternative and Complementary Medicine, vol. 13, no. 10, pp. 1059-1070, 2007.

6. Beissner F. and Marzolff I. "Investigation of acupuncture sensation patterns under sensory deprivation using a geographic information system," EvidenceBased Complementary and Alternative Medicine, vol. 2012, Article ID 591304, 10 pages, 2012.
7. Sun BG, Meng J, Xiang T, Chen ZX, Zhang SJ. Ann. Acupunctura dos Cinco Pontos de Acupunctura Shu no meridiano do baço para baixar o nível de ácido úrico no sangue. Palliat Med. 2014 Jan; 3(1):22-7. doi: 10.3978/j.issn.2224-5820.2014.01.04.
8. Liu S, Zhou WH, Ruan XZ, Li R, Lee TMC, Weng X, Hu J, Yang G. "A ativação do hipotálamo caracteriza a resposta à estimulação por acupunctura em toxicodependentes de heroína". Neuroscience letters 421 3 (2007): 203-8.
9. Hong TZ. Desafios na aprendizagem e compreensão da Medicina Tradicional Chinesa e da Acupunctura. Open Acc J Comp & Alt Med 1(1) - 2018. OAJCAM.MS. ID.000103.
10. Xu, Y., Cai, H., Cao, G., Duan, Y., Pei, K.J., Tu, S., Zhou, J., Xie, L., Sun, D., Zhao, J., Liu, J., Wang, X., & Shen, L. (2018). Perfil e análise de múltiplos constituintes em Baizhu Shaoyao San antes e depois do processamento por fritura usando UHPLC / Q-TOF-MS / MS acoplado à análise estatística multivariada. Journal of chromatography. B, Analytical technologies in the biomedical and life sciences, 1083, 110-123.
11. Li L, Zhang C, Xiao YQ, Lin N, Liu CF, Liu, LG. (2009). Leis de mudança de constituintes químicos de 5 tipos de peças de decocção de Dahuang (Radix et Rhizoma Rhei). Jornal da Universidade de Medicina Tradicional Chinesa de Pequim. 32. 839- 841.
12. Hui, K.K., Marina, O., Claunch, J.D., Nixon, E.E., Fang, J., Liu, J., Li, M., Napadow, V., Vangel, M.E., Makris, N., Chan, S., Kwong, K.K., & Rosen, B.R. (2009). A acupunctura mobiliza o modo predefinido do cérebro e a sua rede anti-correlacionada em indivíduos saudáveis. Brain research, 1287, 84-103.
13. He YZ, Han B, Zheng SF, Wang LN, Chen ZM, Hu J, Li JM, Peng JX. Efeito de diferentes tempos de retenção da agulha de acupunctura na hemorreologia em doentes com AVC isquémico. Zhen Ci Yan Jiu. 2007 Oct; 32(5):338-41.
14. Li, H., Xie, K., Zhou, L. et al. J. Acupunct. Tuina. Sci. (2013) 11: 222. https://doi.org/10.1007/s11726-013-0695-0
15. Hong TZ. (2017) Acupressão ou Acupunctura em Sanyinjiao (SP6) para Dismenorreia Primária. J Network Med Target Ther 1(1): dx.doi.org/10.16966/jnmtt.103

Capítulo 9

Uma revisão sobre a integração da medicina ocidental e da acupunctura na dismenorreia primária

Introdução

A maioria das pessoas em Taiwan e em todo o mundo recorre frequentemente aos médicos sempre que necessita de tratamentos médicos. Parte deste facto deve-se ao facto de não existirem provas científicas positivas que comprovem a eficácia da medicina tradicional chinesa (MTC), da acupunctura, da Moxa, das ventosas ou da acupressão. Em comparação com os actuais desenvolvimentos da acupunctura em Taiwan, a acupunctura tem vindo a ganhar cada vez mais popularidade há mais de 40 anos e tem sido considerada como "benefícios essenciais para a saúde" e vista como um papel complementar ou alternativo do sistema de saúde nos países ocidentais. [1].

A harmonia do Yin e do Yang é o princípio fundamental em que se concentram a MTC e a acupunctura e constitui o cerne da saúde, uma vez que a desarmonia do Yin-Yang pode resultar em doenças. Tanto as ervas chinesas como a acupunctura são duas modalidades comuns baseadas na teoria relacionada com o equilíbrio Yin-Yang e nas diretrizes derivadas da teoria dos Cinco Elementos [1].

A dismenorreia que ocorre antes, durante ou após o período menstrual é um dos problemas comuns das mulheres em idade reprodutiva, com uma taxa de prevalência de 60-90% nos EUA. A ocorrência de cólicas menstruais com dor no útero representa, em termos clínicos, 37% das datas da menstruação, em média, e varia entre 56,4% e 84,1% em vários estudos a nível mundial [2]. Os sintomas comuns da dismenorreia são dor sacral, desconforto ou dor na região pélvica baixa, vómitos, dor de cabeça, náuseas, diarreia e dor lombar ou dor que pode irradiar para a parte anterior das coxas, que pode começar alguns dias antes do início da menstruação e a pressão intra-uterina aumenta e o fluxo sanguíneo para o útero diminui, causando inflamação [3].

Os medicamentos anti-inflamatórios não esteróides (AINE), como o ácido mefenâmico, o ibuprofeno, o naproxeno e o cetoprofeno, são geralmente administrados às doentes dois dias antes da menstruação e podem continuar a ser administrados até dois dias depois da menstruação para aliviar ou atenuar as dores. No entanto, os AINEs não conseguem prevenir a recorrência da dismenorreia e, normalmente, a dor pode começar um a dois anos após a menarca e, finalmente, tornar-se grave com o tempo. Nalguns casos, são consideradas baixas doses de contraceptivos orais de estrogénio-progesterona para a supressão da ovulação. Infelizmente, a dismenorreia pode voltar quando a doente deixa de tomar as pílulas

contraceptivas. Nalguns casos mais graves, a cirurgia pode ser finalmente considerada [4].
O resultado fornecido por Zhu apoia a utilização da medicina herbal chinesa para aliviar a dor na dismenorreia primária com provas significativamente positivas, em comparação com a utilização de medicamentos farmacêuticos ocidentais [5].
Por outro lado, a tendência para integrar a MTC e a medicina ocidental começou há muito tempo a nível internacional. No entanto, as preocupações com a sua eficácia, segurança e potenciais interações com os medicamentos ocidentais também aumentaram, com cada vez mais provas que demonstram que os importantes efeitos farmacológicos podem ser conferidos pelas interações entre as ervas chinesas e os medicamentos ocidentais [6].

Diferenças fundamentais entre a medicina chinesa e a medicina ocidental

Durante muito tempo, a MTC e a medicina ocidental foram vistas como duas medicinas distintas e diferentes, com um pensamento lógico sobre a fisiologia e as técnicas de cura.
Por conseguinte, as diferenças fundamentais entre a medicina ocidental e a MTC devem ser objeto de maior atenção quando os prestadores de cuidados de saúde ponderam a escolha das opções viáveis para os doentes.

Em teoria

A MTC vê o corpo como uma miniatura do universo que interage com o universo e como um todo no diagnóstico e tratamento. Este conceito é totalmente diferente do da medicina ocidental e serve de base a um padrão de identificação único (ffi). Yin-Yang, os Cinco Elementos, Qi e Sangue são conceitos filosóficos e abstractos com funções mais amplas do que o conhecimento anatómico da medicina ocidental. Por outro lado, a MTC enfatiza principalmente a constituição congénita transmitida pelos pais porque pode resultar em problemas de saúde "de raiz" [1].
A medicina ocidental procura a pequena diferença na perspetiva da etiologia e preocupa-se em diagnosticar e tratar apenas os sintomas. A teoria desenvolve-se vendo os órgãos separadamente e tratando as partes do corpo como uma máquina. Cada parte dos órgãos tem as suas funções e necessita de ser substituída ou ressecada quando uma determinada parte deixa de funcionar normalmente [1, 7].

Na prática

Os resultados das análises de raios X, urina, sangue, fezes, TAC e RMN, orientados para o agente patogénico ou para a etiologia aplicada no corpo humano, dão as indicações para o tratamento, para além da anamnese e do exame físico.
Sem a ajuda de instrumentos científicos, os médicos da MTC apenas fazem o diagnóstico com base nos sintomas relacionados com o desequilíbrio Yin-Yang e

não com as doenças propriamente ditas, através da análise da língua, das expressões faciais, do pulso, da voz, da reação corporal, do cabelo e da postura do paciente[1, 8].

Deve notar-se que a chave vital para o sucesso dos resultados é que um médico ou acupunctor experiente em MTC só pode depender de quatro capacidades de diagnóstico e identificação de padrões para redigir as prescrições. Por outras palavras, os padrões que distinguem a MTC da medicina ocidental devem ser a principal preocupação dos praticantes de MTC e dos acupuncturistas na tomada de decisões sobre os tratamentos [1].

Um olhar sobre a MTC e a medicina ocidental para a dismenorreia

O sangue (Xue) é classificado como Ying, referindo-se aos materiais do corpo, que incluem a água, as hormonas, o fluido dos tecidos, a saliva, etc., que podem servir de base ao Yang [9]. Na MTC e na acupunctura, o Yang é entendido como as funções dos órgãos. Por outro lado, o Ying é geralmente considerado como o agente nutritivo que pode interagir com o agente móvel Qi, classificado como Yang, para manter as funções dos órgãos na MTC e na acupunctura [10, 11].

O sangue, que pode humedecer e nutrir a pele, os músculos, os tendões, os ossos e os órgãos internos, nutre o Qi e o Qi move o sangue. Um é inconcebível sem o outro, com base no conceito da MTC de que o Qi é o comandante do Sangue e o Sangue é a mãe do Qi [12].

A dor ocorrerá sem o livre fluxo de Qi e Sangue. Por outras palavras, a circulação do Qi e do Sangue no corpo deve ser constante, representando as caraterísticas intertransformadoras, interdependentes e interpromotoras com as funções dinâmicas e interdependentes dos órgãos Zang-Fu do Coração, Fígado, Pulmão, Baço, Rim e San Jiao, apresentadas na Tabela 1. [13].

O qi do Fígado mantém o Qi a circular no corpo com a ligação ao Baço para promover a função de digestão para produzir Sangue. Os mecanismos da desordem do Qi e do Sangue são factores externos como o esforço inadequado nas actividades, o vento e o calor, os estados emocionais negativos e a má alimentação [1, 13].

Quadro 1: Funções dos órgãos Zang relacionados com o sangue

Zang	**Funções**
Fígado	Armazenamento de sangue e regulação do volume de sangue
Baço	Controlo do sangue
Rim	Controlo do osso

Os factores patogénicos externos, as disfunções dos órgãos internos Zang-Fu e os estados emocionais anormais impedem que o Qi e o Sangue circulem livremente nos Vasos Penetrantes e Diretores, que são responsáveis pela fisiologia da menstruação. Do ponto de vista da MTC, a dor resulta principalmente da deficiência de sangue e da deficiência de Qi, ou da estagnação do sangue e da estagnação do Qi. Os órgãos-chave são o fígado e o coração. O coração governa o sangue, os vasos sanguíneos e o controlador de raiz dos órgãos Zang-Fu, enquanto o movimento correto do sangue é prejudicado sem o livre fluxo do Qi do fígado [13].

O Qi do Fígado e o Sangue do Fígado são essenciais para o alívio da dor se puderem mover-se livre e corretamente. A menstruação é identificada com a duração das quatro fases seguintes [14]:

- *Antes da menstruação*: O Yang move o Sangue e o Qi do Fígado move-se em preparação para mover o Sangue.
- *Durante o meio do ciclo*: O sangue e o Yin enchem-se nos vasos penetrantes e direcionais.
- *Durante a menstruação*: O sangue move-se com a ajuda do Qi do Fígado e do Sangue do Fígado.
- *Após a menstruação*: O sangue e o Yin estão vazios.

A perspetiva patológica da medicina ocidental indica que os níveis elevados de prostaglandinas da dismenorreia primária são a resposta à subida e descida da progesterona após a ovulação. Os ácidos gordos da membrana celular das células endometriais são convertidos em ácido araquidónico com a degradação dos lisossomas e a libertação de fosfolipase A 2 quando a produção de progesterona diminui no corpo lúteo.

A hipercontratilidade uterina, as náuseas, os vómitos e as cólicas ocorrem, assim, com a elevação excessiva das prostaglandinas. A diminuição do fluxo sanguíneo para o útero e o nível excessivo da hormona vasopressina podem causar contração e tornar as fibras nervosas sensíveis aos endoperóxidos inflamatórios e às prostaglandinas. [15].

Os tratamentos actuais da medicina ocidental para as dores menstruais são a terapia bioenergética, a nutrição, os produtos botânicos, os produtos farmacêuticos e os suplementos. Os ácidos gordos ómega 3 são sugeridos para modular as contracções uterinas dolorosas, a inflamação e os níveis de prostaglandinas.

A síntese de prostaglandinas é reduzida com o papel que o magnésio desempenha no tratamento da dor menstrual devido ao seu efeito na concentração de cálcio intracelular. Esta terapia pode ser administrada através de alimentos como nozes, folhas verdes, peixe e cereais integrais com suplementos sugeridos como Vitamina E e Vitamina B2 (Piridoxina) [15].

Os AINEs, como os inibidores da ciclo-oxigenase (COX)-2, como as pílulas contraceptivas orais, têm sido considerados o tratamento reativo de primeira linha para a modulação hormonal.

No entanto, podem estar estreitamente associados a efeitos secundários significativos que causam sintomas gastrointestinais como náuseas e indigestão. É também referido que os AINE estão associados a um maior risco de sonolência, tonturas, dores de cabeça e boca seca [16].

Não se pode negar que a integração da acupunctura e da medicina ocidental aplicada ao tratamento da dismenorreia primária está a receber cada vez mais atenção em todo o mundo [9].

Em comparação com a ausência de tratamento ou com os AINE, os resultados de um estudo sugerem que a acupunctura pode reduzir a dor menstrual e os sintomas associados de forma mais eficaz e que a eficácia pode ser mantida durante um período de acompanhamento a curto prazo [17]. Além disso, existe um pequeno ensaio metodologicamente sólido de acupunctura que sugere que a acupunctura é mais eficaz do que os grupos de controlo [18].

Discussão

Foi confirmado que a acupunctura e as ervas da MTC podem aliviar eficazmente a dor nas doentes com dismenorreia, o que parece recordar aos interessados na integração da MTC e da medicina ocidental que a segurança e a eficácia da integração da MTC e da medicina ocidental devem merecer atenção [19].

O tratamento integrado da MTC e da medicina ocidental para a dismenorreia primária não se refere apenas a juntar a MTC e os médicos ao mesmo tempo. Este modelo significa verdadeiramente "o paciente em primeiro lugar" para obter os melhores resultados. Por outras palavras, tanto a MTC como os médicos devem introduzir o protocolo optimizado com base na discussão e negociação profissional com os pacientes, de acordo com as suas necessidades.

Termos confusos

A deficiência de sangue na MTC não é igual à anemia na medicina ocidental, uma condição em que o sangue carece de glóbulos vermelhos ou hemoglobina saudáveis em quantidade suficiente. Do ponto de vista da MTC, o sangue actua mais do que correr pelas veias e oxigenar as células, pois garante-nos a nutrição e a humidade para todo o corpo, incluindo tendões, pele e cabelo saudáveis, fortes e flexíveis. Entretanto, também lubrifica as articulações e permite um movimento suave. Com as funções biológicas acima referidas, a deficiência de sangue na MTC refere-se principalmente ao volume e não à qualidade na medicina ocidental.

Interações e transformação de ervas

Em termos de queixas ginecológicas, incluindo a dismenorreia, o Dong quai é popular entre os chineses e tem sido utilizado habitualmente nas fórmulas da MTC com base nos diagnósticos da MTC de "estase sanguínea" e "vacuidade sanguínea", associados aos diagnósticos de miomas uterinos, dismenorreia, amenorreia e endometriose na medicina ocidental. No entanto, os riscos de interação entre o Dong quai e os medicamentos ocidentais merecem atenção, como se pode ver no Quadro 2 [20].

Quadro 2: Interações do Dong Quai (Radix Angelicae Sinensis) com medicamentos ocidentais

Medicamentos ocidentais	**Interação Classificação**	**Riscos**
Varfarina (Coumadin)	Major	aumentando as probabilidades de hematomas e hemorragias.
naproxeno, ibuprofeno e ácido mefenâmico	Moderado	aumentando as probabilidades de hematomas e hemorragias.
Estrogénios	Moderado	aumento do risco de efeitos secundários com uma ação semelhante à da hormona estrogénio

Para além das interações, podem surgir efeitos secundários decorrentes da utilização de medicamentos ocidentais. A humidade, que pode ser causada por anti-histamínicos e esteróides, é um dos seis males da MTC que pode induzir deficiência de sangue e estagnação de Qi.

Os estudos que relatam que *o Radix Bupleuri* cozido em vinagre (VBRB) pode aumentar os efeitos dos fármacos no fígado e modificar o transporte dos fármacos realçam a importância do processamento das ervas chinesas, que pode alterar a sua natureza, segurança e ação.

Estes dois estudos recordam-nos que a utilização exacta das ervas chinesas de procedimento desempenha um papel importante que não pode ser ignorado para obter os melhores resultados [21, 22].

É salientado que não podem existir factores patológicos específicos tanto na dismenorreia primária como na secundária. Os recentes desenvolvimentos na neurociência enriquecem a compreensão do mecanismo da dor, mostrando que pode haver mais do que um mecanismo de dor num doente. Os múltiplos mecanismos requerem a atenção dos prestadores de cuidados de saúde [17].

Os tratamentos baseados na acupunctura para as doenças devem seguir a abordagem específica Zheng /Padrão da MTC e da acupunctura [1]. Na literatura, alguns dos ensaios não conseguem provar a eficácia da acupunctura e da MTC simplesmente porque a conceção da experiência não respeita este princípio. Por exemplo, conclui-se que, devido à baixa qualidade metodológica e à pequena dimensão da amostra, não há provas convincentes de que a acupunctura no tratamento da dismenorreia primária possa ser eficaz [19].

Conclusão

Perturbações emocionais prolongadas ou habituais podem levar à estagnação do Qi do Fígado nos Vasos Penetrantes e Diretores, e o Útero a causar inflamação. Do ponto de vista da MTC, a forma de evitar obstruções do Qi e do Sangue que podem bloquear o canal, causando dor durante a menstruação, merece mais investigação.

A literatura sugere que é certo que a acupunctura e as ervas da MTC podem controlar ou atingir o objetivo de tratar a dismenorreia de forma eficaz como a medicina ocidental. No entanto, a integração da medicina ocidental e da medicina tradicional chinesa no tratamento da dismenorreia requer uma análise mais aprofundada dos efeitos secundários e das interações.

Referências

1. Hong TZ. (2017). Explorando um novo ponto extra para tosse subaguda: Um relato de caso. Scholar's Press, Alemanha.

2. Behbahani BM, Ansaripour L, Akbarzadeh M, Hadianfard MJ. Comparação dos efeitos da acupressão e do treino de comportamentos de autocuidado na intensidade da dismenorreia primária com base no questionário de dor McGill entre estudantes da Universidade de Shiraz. Journal of Research in Medicine Science. 2016 Nov 2; 21:104.

3. Lu Y. Tratamento da dismenorreia com Acupunctura e Ervas Chinesas - Um Estudo de Caso.

4. Tsenov D. O efeito da acupunctura na dismenorreia. Akusherstov i Ginekologiia. 1996; 35(3): 24-5.

5. Zhu, X., Smith, C., & Bensoussan, A. (2005). Medicina herbal chinesa para dismenorreia primária (Protocolo). *Base de dados Cochrane de revisões sistemáticas*. doi:10.1002/14651858.CD005288

6. Chan E., Tang M., Xing J., Sudarsanam S., Johnson DE. Interações entre os medicamentos tradicionais chineses e a terapêutica ocidental. Opinião atual na descoberta e desenvolvimento de medicamentos 2010 13(1):50-65

7. Autor desconhecido. Quais são as principais diferenças entre a MTC e a Medicina Ocidental? http://www.china-acupuncture.net/compare.html

8. Autor desconhecido. Quais são as principais diferenças entre a MTC e a Medicina Ocidental? http://www.china-acupuncture.net/compare.html

9. H TZ. Uma receita de acupuntura sugerida para o tratamento da dismenorreia primária. Open Acc J Comp & Alt Med 1(3)- 2018.
OAJCAM.MS.ID.000111.DOI: 10.32474/OAJCAM.2018.01.000111
10. Chu, Q. & Gong, C., Acupunctura para Dismenorreia, INTERNATIOAL JOURNAL OF CLINICAL ACUPUNCTURE, 2014, Vol. 23, No. 2, pp. 67-73.
11. McPHEE, S.J. & PAPADAKIS, M.A., 2012 current Medical Diagnosis & Treatment, N.Y., Mc Graw Hill.
12. Sun, P. Tratamento da dor com ervas chinesas e acupunctura. 2011.
CHURCHILL LIVINGSTONE, NY.
13. Zhu, B. & Wang, H. Teorias básicas da medicina tradicional chinesa. 2010. IMPRENSA MÉDICA MILITAR DO POVO. PA.
14. Maciocia, G. A prática da medicina chinesa: O Tratamento de Doenças com Acupunctura e Ervas Chinesas. 1994. ELSEVIER, UK, CHURCHILL LIVINGSTONE.
15. Rakel, D., Integrative Medicine. PA., ELSEVIER. 2012.
16. McMahon, S.B. & Koltzengburg, Wall and Melzack's Textbook of Pain. 2006, ELSEVIER, REINO UNIDO, CHURCHILL LIVINGSTONE.
17. Woo HL, Ji HR, Pak YK, Lee H, Heo SJ, Lee JM, Park KS. A eficácia e segurança da acupunctura em mulheres com dismenorreia primária: Uma revisão sistemática e meta-análise. Medicina (Baltimore). 2018 Jun;97(23):e11007. doi: 10.1097/MD.0000000000011007. PMID: 29879061; PMCID: PMC5999465.
18. YANG, H., LIU, C.-Z., YANG, H., LIU, C.-Z., CHEN, X., MA, L.-X., XIE, J.-P., GUO, N.-N., MA, Z.-B., ZHENG, Y.-Y., ZHU, J. e LIU, J.-P. (2008), Systematic review of clinical trials of acupuncture-related therapies for primary dysmenorrhea. Ata Obstetricia et Gynecologica Scandinavica, 87: 1114-1122. https://doi.org/10.1080/00016340802443798
19. Chaitow, L. & Jones, R.L., Chronic Pelvic Pain and Dysfunction-Practical Physical Medicine. 2006. ELSEVIER, UK, CHURCHILL LIVINGSTONE.
20. Autor desconhecido. DONG QUAI.
https://www.webmd.com/vitamins/ai/ingredientmono-936/dong-quai
21. Ya Z, Feng LM, Liu LJ, Zhang X, Zhao RZ. O clerosterol do radix bupleuri cozido em vinagre modifica o transporte de drogas. Oncotarget, 2017, Vol. 8, (No. 13), pp: 21351- 21361
22. Zhao R, Liu L, Wang Y, Xiao Z. O Radix Bupleuri cozido em vinagre modula a
constituintes da membrana celular e inibe a atividade da P-gp em hepatócitos de ratos. BMC Medicina Complementar e Alternativa 2014 14:357.

Capítulo 10

Explorando um novo ponto de acupuntura extra para tosse subaguda: Relato de um caso

Introdução

A Medicina Tradicional Chinesa (MTC) é originária da China, tendo sido aceite e considerada como a medicina principal nos últimos 2000 anos, antes da fundação da República da China em 1911.

Em comparação com os desenvolvimentos da acupunctura no Ocidente, onde a acupunctura tem ganho cada vez mais popularidade nos últimos 40 anos e é considerada um "benefício essencial para a saúde" nos EUA, a MTC e a acupunctura não são vistas como a primeira opção no sector dos cuidados de saúde em Taiwan [1].

Parte da popularidade da acupunctura pode ser atribuída à sua eficácia no alívio da dor e, em parte, ao facto de a sua eficácia ter sido verificada por estudos científicos, o que permite que a acupunctura evolua para uma das formas mais utilizadas de intervenções de medicina complementar integrativa no Ocidente [1].

Desafios que a MTC e a acupunctura enfrentam em Taiwan e no mundo

A MTC e a medicina ocidental coexistem em Taiwan e em todo o mundo há mais de um século. Infelizmente, nem a MTC nem a acupunctura são atualmente a medicina dominante, sendo vistas como uma opção alternativa nos cuidados de saúde.

Mesmo com a implementação do Seguro Nacional de Saúde (NHI) em vigor em março de 1995 em Taiwan, que também incorporou a MTC e a acupunctura no plano, um estudo afirma que a taxa média de utilização dos serviços médicos chineses ambulatórios em 2000 foi de apenas 1,264 consultas, mas 11,97 consultas dos serviços médicos ocidentais por pessoa por ano .[2]Além disso, os serviços ambulatórios de MTC estão cobertos e são oferecidos no âmbito do NHI na maioria das clínicas e hospitais. Os serviços para doentes internados só são prestados em alguns hospitais-escola, o que pode ser uma das razões pelas quais os doentes se mantêm afastados da acupunctura e da MTC.

A MTC e a acupunctura têm uma filosofia única, absolutamente diferente da filosofia da medicina ocidental. As diferenças entre a MTC e a medicina ocidental confundem geralmente os pacientes e dificultam-lhes a tomada de decisão quando necessitam de tratamentos médicos.

A maioria dos pacientes em Taiwan e em todo o mundo recorre normalmente aos médicos ocidentais para obter tratamentos, devido aos seus desenvolvimentos científicos e tecnológicos, mas acaba por recorrer aos praticantes de MTC quando não está satisfeita com os resultados dos tratamentos da medicina ocidental ou está preocupada com a toxicidade e os efeitos secundários dos medicamentos [2]. Em comparação com a medicina ocidental, que se centra nas doenças, alguns pacientes estão conscientes da filosofia segundo a qual a MTC trata o paciente como um todo, os tratamentos são administrados com base em padrões e centram-se nas questões de "raiz" [3].

Quando o Oriente encontra o Ocidente

A constipação comum é classificada na medicina ocidental como uma infeção que afecta o trato respiratório superior, que inclui o nariz, a garganta, os seios nasais, a traqueia, a laringe e os brônquios. A duração de algumas constipações pode durar entre 10 dias e 2 semanas, com sintomas como dor de cabeça, tosse, espirros, nariz entupido/enxofre, dor de garganta, muco (líquido claro) no início, que muitas vezes se transforma num líquido mais espesso, amarelo ou verde 2-3 dias depois, dor ao engolir, febre ligeira, dor de ouvidos ligeira, falta de energia [4].

Não é de todo fácil distinguir os sintomas da gripe dos da constipação comum. Para além dos mesmos sintomas da constipação comum, como nariz entupido/enxaguado, dor de cabeça e dor de garganta, os doentes com gripe podem sentir períodos de arrepios, muita fraqueza e cansaço durante duas ou três semanas, dores musculares e suores à medida que a febre vai e vem, podendo ocorrer bronquite e pneumonia potencialmente fatais em alguns casos graves [4].

Para além da infeção respiratória superior, a tosse, um dos principais sintomas de doença pulmonar, pode também ocorrer em doenças como a bronquite aguda, a tosse convulsa, a tuberculose, a bronquiectasia, a pneumonia e a pneumonia [4].

O pulmão, com base na teoria da MTC, é o primeiro órgão envolvido na constipação comum ou na gripe. Este órgão não só governa a respiração e a pele na teoria da MTC, como também se assemelha em parte às funções biológicas na medicina ocidental. Na MTC, o agente patogénico exterior Feng(風, , Vento) invade o corpo, combinando-se com outros agentes patogénicos nos padrões de Vento-Frio, Vento-Calor, Vento-Humidade-Calor ou Vento-Seco-Calor. Este Qi exterior maligno resulta em frio ou gripe, e finalmente manifesta-se no corpo para prejudicar as funções dos órgãos e sistemas, e causar síndromes [5].

Entre os padrões acima mencionados, tanto o Vento-Frio como o Vento-Calor são os padrões mais comuns apresentados na prática. O vento-frio que danifica o Yang pode prejudicar as funções dos pulmões, causando obstrução nasal, corrimento e tosse; o vento-calor ataca frequentemente o corpo através do nariz e da boca, causando secura e febre [5].

A tosse como um desafio

A tosse, um importante mecanismo de proteção, é um meio normal da função fisiológica para eliminar o excesso de secreções do trato pulmonar.

Diz-se e é bem conhecido da população de Taiwan que um médico tem medo de tratar a tosse porque se trata de uma questão complicada. Segundo consta, o sintoma da tosse é responsável por cerca de 30 milhões de consultas médicas por ano nos EUA [6]; por conseguinte, o tratamento da tosse continua a representar um desafio para o médico, tanto na MTC como na medicina ocidental.

O mais importante e o primeiro passo para os clínicos restringirem o diagnóstico diferencial da tosse é determinar a duração dos sintomas. Com base na duração, a tosse tem sido historicamente classificada em três categorias [7]:

- Aguda, com duração inferior a três semanas;
- Subaguda, com duração de três a oito semanas;
- Crónica, com duração superior a oito semanas.

A tosse aguda, na maioria dos doentes, é frequentemente causada por uma constipação comum com infecções bacterianas ou, mais frequentemente, virais nas infecções do trato respiratório superior (IVAS), bronquite aguda ou traqueobronquite. No entanto, é muito difícil prever qual a tosse que pode persistir na fase subaguda ou crónica [8].

As investigações mostram que a tosse pós-infecciosa é a causa mais comum que conduz à tosse subaguda. Em geral, a tosse subaguda pode ser incómoda durante semanas, mesmo depois de a infeção causadora ter sido completamente resolvida, e por vezes torna-se um sintoma comum de uma patologia subjacente [9]. Por outro lado, a tosse subaguda classificada como não infecciosa também pode ser causada por aspiração, refluxo gastroesofágico e asma brônquica [10].

Pode presumir-se que a tosse é uma fase inicial da tosse crónica se não estiver associada a uma infeção urinária anterior e se tiver durado mais de oito semanas.

A incidência e o custo monetário da tosse crónica são impressionantes, uma vez que esta tem graves repercussões nas qualidades de vida pessoais, profissionais e sociais de um indivíduo, tais como o repouso, a incontinência urinária, a insónia, a gestão doméstica, a recreação, etc. [11].

Intervenção da acupunctura na tosse

A definição e a caraterização dos "pontos de acupunctura" permaneceram controversas durante muito tempo, apesar de os investigadores estarem a tentar compreender e obter uma imagem completa da anatomia e da fisiologia dos "pontos de acupunctura". No entanto, estudos científicos confirmaram que o tratamento com acupunctura pode melhorar os sintomas da tosse sem qualquer dúvida [12].

Algumas das investigações demonstraram que a acupunctura pode estimular o sistema imunitário para infecções com respostas que ocorrem localmente ou perto dos "pontos de acupunctura", ou à distância, mediadas principalmente por neurónios sensoriais para as estruturas do sistema nervoso central. Com esta operação, são activadas as vias que afectam vários sistemas fisiológicos na periferia e no cérebro [13].

Os sinais e sintomas de tosse na MTC são mais amplos do que os da medicina ocidental. Em geral, os médicos da MTC não seguem as classificações patológicas ocidentais típicas das doenças, mas baseiam-se em "Padrões" individualizados pelo desequilíbrio de Yin e Yang, Qi e Sangue, e fluidos corporais no corpo [14].

Na prática clínica, os princípios de seleção de pontos para tratamento referem-se principalmente aos canais relacionados com Zhang e Fu, aos canais relacionados com o interior-exterior, aos canais de emparelhamento Ying-Yang, aos pontos Yuan-Fonte, aos pontos Mãe-Filho, aos pontos Cinco-Shu, aos pontos Costas-Shu e aos pontos Frente-Mu, etc. [15].

Introdução ao acuponto extra Gangshui (肝水)

Este novo ponto extra é descoberto e nomeado com base em experiências clínicas.

O conceito apresentado no Ling Shu (靈樞, , Spiritual Pivot) do Huang Di Nei Jing (黃帝內經, Essential Questions of Yellow Emperor's Inner Classic) afirma que tanto o Fígado como o Rim têm origem na mesma fonte, pelo que o nome do acuponto Gangshui 肝水) é dado a este ponto extra, considerando que as acções relacionadas com o Rim e o Fígado. Gan (肝) representa o Fígado, e Shui (水) refere-se ao Rim, que é a Água na teoria dos Cinco Elementos.

Este acuponto extra é descoberto sempre que os pacientes com os padrões de deficiência de qi do Rim ou estagnação de qi do Fígado são palpados, a área deste ponto extra fica muito sensível.

No entanto, a maioria dos doentes sentiu-se um pouco aliviada logo após a palpação ou a acupressão.

As experiências clínicas indicam as seguintes informações sobre este ponto extra:

LOCALIZAÇÃO

O ponto extra localiza-se na cabeça medial do músculo gastrocnémio, na junção das linhas traçadas 3 cun inferiores ao SP 9 (Yinlingquan), ou 12 cun superiores ao KD 3 (Taixi) e 3cun posteriores à crista medial da tíbia, como mostra a Figura 2.

No que respeita ao canal do rim, este ponto situa-se 0,5 cun posterior à linha traçada entre KD 3 e KD 10.

ACÇÕES

Para tonificar o qi dos rins e dispersar o qi do fígado

INDICAÇÕES

Dor nos pés, dor/fraqueza na zona lombar, tosse, astenia, arrepios, insónia e micção frequente.

NEEDLING

Inserção perpendicular 1~1,5 cun

Apresentação do caso

A paciente do sexo feminino tem 45 anos de idade e estava a tossir há pelo menos três semanas antes dos tratamentos.

Queixas principais

As principais queixas incluíam aversão ao vento no início, quando estava constipada. Depois de tomar os medicamentos, passou a ter falta de ar aos esforços, tosse nocturna frequente, catarro amarelo claro e dores lombares com dormência ocasional na mão direita.

A doente referiu também que sentia frio de vez em quando, membros frios, má digestão e apetite, comichão na garganta e não tinha vontade de beber água.

Quando foi examinada, disse que tinha astenia, sentia-se cansada e tinha um pouco de dores de cabeça nos lados laterais devido ao mau sono durante um período de tempo.

Diagnóstico diferencial

Quatro métodos de diagnóstico, Olhar, Ouvir, Perguntar e Sentir, foram aplicados ao paciente para obter uma visão global do corpo e fazer um diagnóstico objetivo e sintético antes dos tratamentos.

Procura

Na Figura 1, a informação do Looking indicava uma tez ligeiramente amarela e pálida, um revestimento branco pegajoso no jiao inferior, uma pequena marca de dentes no lado direito, manchas vermelhas na ponta e no lado esquerdo, um ligeiro amarelo no lado direito e ligeiramente roxo nos lados laterais da língua. Um pouco inchada com fissura no meio da língua.

Audição

Quando a doente foi interrogada, a sua voz era fraca e ouvia-se a respiração com peso no peito.

Figura 1

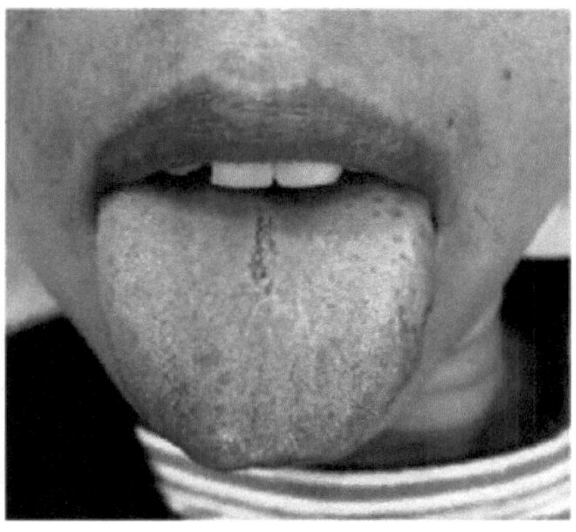

Perguntar

A doente respondeu que se irritava facilmente, que não conseguia dormir bem e que dormia sempre perturbada pelos sonhos. Também sentia dores lancinantes hipocondríacas quando estava de mau humor e tinha micções frequentes e claras.

Sentimento

O controlo do pulso indicava fraqueza e falta de força.

Diagnóstico e prescrições

Todas as informações apresentadas destacam que o Qi é a chave, na qual o Fígado, o Pulmão e o Rim estão envolvidos e precisam de atenção. Entretanto, é preciso ter em mente que tanto o Calor como o Frio podem danificar o Qi.

Diagnóstico

A informação de que a voz fraca, o pulso fraco, o cansaço e a tez pálida indicavam deficiência de Qi do pulmão, que obstruía o fluxo de Qi, levando a membros frios; dor hipocondríaca, manchas vermelhas e ligeiro roxo nos lados laterais da língua, irritação fácil, dor hipocondríaca lancinante quando de mau humor e pulso fibroso sugeriam estagnação de Qi vivo. A camada branca, neste caso, refere-se a frieza e deficiência de Qi.

Os sintomas, por um lado, tais como dor lombar, membros frios, urina clara e falta de ar ao esforço, apresentaram deficiência de qi do rim resultante da obstrução do qi do pulmão neste caso.

A forma de identificar os sintomas PRINCIPAIS desempenha um papel crucial no diagnóstico baseado nas quatro técnicas da MTC. Os sintomas a focar neste caso foram a falta de ar ao esforço e a dor lombar, que podem ser apresentados tanto na deficiência de qi do pulmão como na deficiência de qi do rim. A dor lombar e a tosse frequente durante a noite verificaram especificamente o padrão de falha do Rim em receber Qi com base na deficiência de qi do Rim. Além disso, a dor lancinante hipocondríaca quando se está de mau humor indicava estagnação do qi do VE com estase de sangue.

Estratégia de prescrição

O fígado garante que o Qi flua suavemente por todo o corpo, incluindo Zhang e Fu, e em todas as direcções. Quando o Qi, particularmente o Qi do Fígado, não consegue fluir e espalhar-se normalmente, o sistema do corpo funciona mal e pode levar a problemas emocionais, de digestão e de passagem da água.

Uma das funções do fígado é o controlo dos "tendões" [16]. De um ponto de vista pessoal, esta função pode incluir o sistema nervoso na medicina ocidental, na perspetiva da biologia da MTC.

Na MTC, o fígado armazena o sangue e uma das funções do sangue é nutrir os tendões. Os movimentos, os pensamentos e as sensações são coordenados pelo sistema nervoso, constituído pelo cérebro, pela medula espinal, pelos nervos periféricos e pelos nervos autónomos. O sangue transporta oxigénio para o cérebro para que este funcione, o que controla os movimentos dos tendões.

No entanto, a deficiência de sangue do fígado ocorre quando os seres humanos estão em repouso, mas o sangue não retorna ao fígado, levando ao vento do fígado. Os sintomas de tremores ou abanões nos músculos, tiques e contracções, cãibras musculares e dormência dos membros são frequentemente apresentados neste padrão. Na medicina ocidental, estes sintomas são movimentos voluntários e funções involuntárias coordenadas e reguladas pelo sistema nervoso [17].

O fígado é a madeira na teoria dos cinco elementos e é o filho do rim, que é água e gera a madeira. O fígado não funciona corretamente quando o rim é fraco ou deficiente em Qi, Yin e Yang.

Na MTC, o rim é referido como a "Raiz da Vida" porque armazena Jing, que é o criador da vida e a base para a diferenciação em Yin e Yang. Por outro lado, o Jing pode transformar-se em Sangue desde que o qi do Rim não seja deficiente. Por outras palavras, a deficiência do Rim afecta o Fígado e resulta no Vento do Fígado com base na deficiência de Sangue ou na deficiência de Jing do Rim [16].

A hipertensão na medicina ocidental é classificada como padrão do vento do fígado na MTC. Na medicina ocidental, é apresentada uma hipótese para o desenvolvimento da hipertensão, segundo a qual o início, o desenvolvimento e a manutenção da hipertensão primária têm muito a ver com uma função excretora renal anormal. Explica-se que o mecanismo de feedback do fluido corporal renal regula a pressão arterial para a homeostase do volume extracelular (sódio e água). A pressão arterial torna-se anormal quando os rins não funcionam corretamente e não conseguem regular o equilíbrio do sódio e da água, ocorrendo então a hipertensão [18].

No 38.º capítulo sobre a tosse, no volume 5 de Su Wen (素問, Essential Questions), Huang Di Nei Jing, datado de cerca de 100 a.C. (黃帝內經, Essential Questions of Yellow Emperor's Inner Classic), a conversa entre o Imperador Amarelo e o seu Mestre Qibo sobre a causa da tosse relacionada com o vento e a forma de elaborar o plano de tratamento merece definitivamente atenção [19].

O Imperador Amarelo perguntou: "*Porque é que o Lung faz as pessoas tossir*"?

Qibo respondeu: "*Cinco Zangs e Seis Fus fazem as pessoas tossir, não só o Lung*".

O Imperador Amarelo disse: "*Como tratá-lo*"?

Qibo disse: "*Agulhas no ponto Shu-stream para Zang, e no ponto He-sea, para Fu*".

Neste diálogo, salienta-se que a consideração dos Cinco Zangs e dos Seis Fus no diagnóstico e tratamento da tosse é a chave. Uma vez que o Qi desempenha um papel importante neste caso, a forma de lidar com o Qi nos Zangs e Fu é a preocupação fundamental.

BL 12(風門, , Fengmen),BL 13(肺俞, Feishu), e CV 22(天突, Tiantu) são normalmente selecionados na maioria das referências como pontos principais para tonificar o qi do Pulmão e descer o qi rebelde para a tosse [20].Neste caso, o ST 36 (足三里, , Zusanli), o ponto He-sea do Canal do Estômago que promove o Baço e o Estômago para tonificar o Pulmão com Qi, e o LV 3(太沖, Taichong), ponto de fluxo Shu para Zang, para espalhar o qi estagnado do Fígado foram considerados de acordo com o princípio Qibo sugerido.

É indicado que o KD 7(復溜, Fuliu) tem uma aplicação na regulação do Pulmão com a virtude do Qi pré-céu no Jiao inferior, e é o Portão para a passagem da água através da restauração do Qi do Rim. Quando se tem em consideração a forma de puxar para baixo o qi do pulmão em ascensão, o facto de o rim não receber o qi, tal como referido anteriormente, é a chave para tratar a tosse neste caso. Este ponto, que pode estimular a descida do qi do pulmão e regular a passagem da água, desempenha um papel fundamental [20].

KD 7(復溜, Fuliu) tem sido frequentemente selecionado pelo autor nas experiências anteriores para o padrão de deficiência de qi do Rim para tonificar o qi do Rim. No entanto, este ponto extra foi selecionado em vez do KD 7(復溜, Fuliu) neste caso, a fim de compreender se pode tonificar o qias do Rim KD 7

(復溜, Fuliu) e dispersar o qi estagnado do LV ao mesmo tempo, Exceto o LV 3 (太沖,´ Taichong) e o ST 36(足三里, Zusanli), os pontos acima mencionados não foram tomados em consideração devido ao princípio de tratamento do autor: quanto menos agulhas, menos dor.

Em vez disso, foi elaborado para este caso um protocolo de SJ 5 (外關, Waiguan) para expulsar o vento e libertar o exterior, LV 3(太沖, Taichong) para dispersar o qi do fígado estagnado, ST 36(足三里, Zusanli) para apoiar o Qi correto e resolver a humidade, e este novo acuponto extra Gangshui (肝水穴) para restaurar o qi do rim para descer o qi do pulmão e dispersar o qi do fígado[20].

Os pormenores da prescrição, incluindo a profundidade, a duração e a manipulação, são apresentados na Tabela 1.

Quadro 1: Seleção de acupontos e funções

Acupontos	**Profundidade do agulhamento**	**Duração**	**Manipulação**
SJ 5 (Waiguan)	0,5 cun	15 minutos	A estimulação manual foi efectuada a cada 5 minutos Sedação.
LV 3 (Taichong)	0,5 cun	15 minutos	A estimulação manual foi efectuada a cada 5 minutos Sedação.
ST 36 (Zusanli)	1 cun	30 minutos	A estimulação manual foi efectuada a cada 5 minutos Tonificação.
Gangshui (肝水穴)	1 cun	30 minutos	A estimulação manual foi efectuada a cada 5 minutos Tonificação.

Para além dos tratamentos de acupunctura, a paciente foi aconselhada a não beber água e bebidas à temperatura ambiente, frias ou geladas; em vez disso, sugere-se água morna para estimular o metabolismo.

Entretanto, foi também sugerida uma caminhada para melhorar a circulação sanguínea, tendo em conta as condições do doente.

Critérios de avaliação do tratamento

Para a avaliação da eficácia terapêutica, foram definidos os critérios de três níveis centrados na tosse, conforme indicado no Quadro 2:

Quadro 2

Nível	Efeito
Curado	90% da tosse desaparece
Melhorado	80% da tosse aliviada
Falhado	50% de tosse e os sinais existem

Figura 2

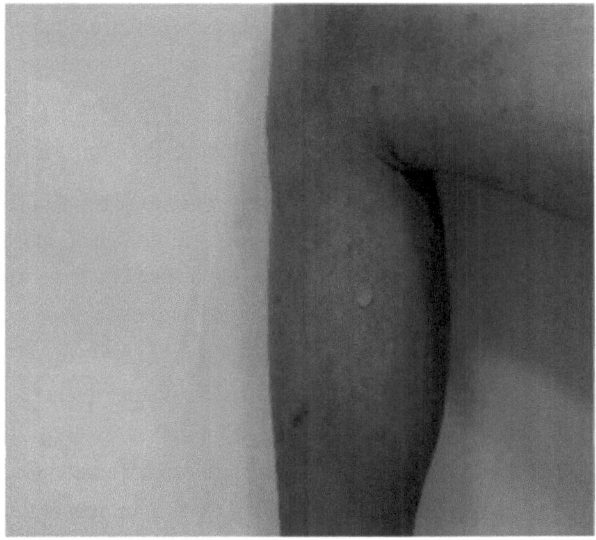

Os resultados do tratamento

Com o primeiro tratamento, os pacientes obtiveram um ótimo resultado, apresentando *melhorias* nos critérios.

Afirmou que 80% da tosse desapareceu, sentiu-se com mais energia e conseguiu dormir melhor, não acordando antes das 6 horas da manhã. A digestão, a dor lombar e a falta de ar ao esforço também melhoraram muito.

A mesma receita foi dada para o segundo tratamento dois dias depois. A doente respondeu por telefone que não tinha tosse e que já não precisava de tratamentos porque 95% dos sintomas tinham desaparecido.

Discussão

Existem contradições entre a MTC e a medicina ocidental. A contradição mais comum na prática é a humidade, que é vista como um dos seis males na MTC. A humidade é frequentemente observada enquanto os doentes tomam medicamentos como a histamina e o antibiótico. Do ponto de vista pessoal, a humidade deve ser classificada como um dos efeitos secundários para os praticantes de MTC, apesar de estar indicada nas diretrizes de prescrição.

Deve entender-se que o primeiro passo a dar por um praticante de MTC é certificar-se dos efeitos secundários dos medicamentos e, em seguida, fazer o diagnóstico de acordo com os padrões da MTC na maioria dos casos. Esta abordagem poupa geralmente não só o tempo dos médicos, mas também os custos dos pacientes. Por outro lado, os pacientes podem compreender quais os sintomas que devem ser tratados em primeiro lugar.

Um praticante experiente de MTC só pode contar com quatro competências para o diagnóstico e as prescrições, em comparação com os médicos da medicina ocidental.

A noção mais crítica de que "Feng(風, Vento), o iniciador da doença" é apresentada em Huang Di Nei Jing(黃帝內經, Questões Essenciais do Clássico Interior do Imperador Amarelo). Esta noção atrai muita atenção porque o vento é considerado a principal causa de doença com a sua influência perniciosa.

O vento na MTC pode causar dificuldades consideráveis e exercer uma grande influência na saúde porque é:

Classificado como uma das seis causas externas de doença (seis Qi 六氣 ou seis Yin 六淫) e no primeiro lugar dos seis Qi malignos externos; associado ao elemento madeira, correspondente ao Fígado nos cinco elementos, afectando a circulação do Qi no corpo para danificar o Yang e o Yin; e uma entidade com uma origem externa e interna, que pode combinar-se com os outros Qi malignos e apresentar-se nos padrões de Vento-Frio, Vento-Calor, Vento-Humidade-Calor ou Vento-Seco-Calor.

Além disso, os medicamentos prescritos pelo médico da paciente incluíam Aminofilina, Delamine, Mylanta e Panadol para os seus sintomas.

Quadro 3

	Indicações	**Efeitos secundários que correspondem aos sintomas do doente**	**Sintomas do doente**
Aminofilina	problema respiratório	perda de apetite dor de cabeça	má digestão e apetite dores de cabeça nas faces laterais
Delamina	congestão sinusal; pressão sinusal; corrimento nasal; olhos lacrimejantes; comichão no nariz e na	dor de cabeça; perda de apetite; dificuldade em dormir	comichão na garganta

	garganta; espirros devido a infecções respiratórias superiores		
Mylanta	alívio da indigestão ocasional e da azia	perda de apetite inquietação cansaço ou fraqueza invulgares	astenia, cansaço
Panadol	Doenças dolorosas	dor na zona lombar e/ou lateral perda de apetite	dores de cabeça nas faces laterais

89

O Yang, energia quente essencial e funções de Zhang e Fu no corpo, é suscetível de ser danificado pelo Vento-Frio, que se caracteriza por sintomas como arrepios, febre, dor de cabeça, dor e dor nos membros. Uma tosse com expetoração amarela e espessa revela que o Vento-Calor, de natureza yang, ataca o Pulmão. Os sintomas resultantes do Vento-Calor incluem febre, ligeira aversão ao vento e transpiração, dor ou sensação de pressão na cabeça quando há uma luta entre o qi maléfico do Vento-Calor e a resistência do corpo [21].

O pulmão também pode ser danificado pelo frio exterior e interior, que é discutido na dificuldade 48th de Nan Jing (難經, O Clássico das Dificuldades). Como já foi referido, o vento pode combinar-se com o frio para danificar o Yang na fase inicial e o Yin torna-se deficiente no final. Felizmente, neste caso, não se observou uma deficiência de Yin do pulmão, o que poderia poupar muito tempo, uma vez que, normalmente, são necessários pelo menos três meses para tonificar o Yin nas experiências clínicas.

Em termos de diagnóstico e tratamento, a forma de identificar os principais sintomas relacionados com a deficiência de Qi, especificamente a deficiência de Qi do Rim e os padrões de estagnação de Qi do Fígado, como a dor lombar, a dor hipocondríaca e a falta de ar ao esforço neste caso, desempenha um papel importante.

Estudos examinaram o papel da acupunctura na estimulação da função imunitária, incluindo o aumento da contagem de células sanguíneas que contêm hemoglobina e o aumento da atividade dos linfócitos e das células assassinas naturais [22]

A hemoglobina nas células sanguíneas liga-se ao oxigénio ou ao dióxido de carbono. Esta ligação permite que o oxigénio seja transportado pelo nosso corpo para os nossos tecidos e órgãos, e que o dióxido de carbono seja eliminado. No entanto, o número de hemoglobina depende das funções do Rim na MTC e na

medicina ocidental.
A literatura sobre o metabolismo do oxigénio e a teoria dos canais e do Qi nos canais salienta que tanto o Qi como o oxigénio têm caraterísticas informativas, materiais e funcionais, apresentando grande semelhança nas funções fisiológicas e nas reacções patológicas [23].
Um estudo clínico indica que a estimulação do St-36 aumenta a "absorção máxima de oxigénio" e confirma que o aumento da "absorção máxima de oxigénio" pode prevenir doenças e melhorar o tempo de recuperação de doenças [24]
O lema bem conhecido para o diagnóstico e tratamento da MTC é que *o vento é eliminado quando o sangue se move*. Para eliminar o vento exterior do corpo através da pele, o ST 36 não pode ser negligenciado de forma alguma.
O ST 36 tem sido considerado o melhor ponto para a longevidade porque pode tonificar o Qi deficiente, incluindo o Wei Qi e o Qi geral, e o Sangue para as indicações - baixa imunidade, doença crónica, má digestão, fraqueza geral [20] . Por outras palavras, o ST 36 é o ponto necessário no protocolo para melhorar a circulação sanguínea - a apresentação da "absorção máxima de oxigénio".
Quando o nível de oxigénio no sangue é inferior ao normal, as pessoas podem ter problemas respiratórios ou circulatórios com sinais e sintomas como pieira, tosse frequente, sensação de asfixia, falta de ar em repouso e falta de ar após uma atividade física .[25]
Uma das funções do rim é fixar o hematócrito num valor normal de 45%, para maximizar o fornecimento de oxigénio [26]. A formação crescente de glóbulos vermelhos, que é promovida pela hormona eritropoietina (EPO) produzida pelo rim, aumenta a capacidade de transporte de oxigénio do sangue. No entanto, afirma-se que a produção de eritropoietina é determinada pela pressão de oxigénio nos tecidos. Por outras palavras, o rim tem muito a ver com a circulação do oxigénio [27].

Em experiências pessoais, não há dúvida de que o KD 7 (復溜, Fuliu) é o melhor ponto para os problemas relacionados com a deficiência de qi do Rim.
Por exemplo, os doentes com tosse que dura há mais de 10 dias podem obter grandes melhorias em menos de 3 tratamentos em combinação com outros pontos.
Este ponto extra assemelha-se à eficácia como KD 7 (復溜, Fuliu) neste caso.
A revisão da literatura parece sugerir, de certa forma, que o Qi na MTC é igual ao oxigénio no sangue na medicina ocidental.

Em Su Wen (素問, Simple Questions), é apresentado o aviso Wu Lao (五勞, Five Consumptions), que recorda aos praticantes de MTC e aos doentes que "*O repouso excessivo na cama é perigoso para o Qi"*. Com o objetivo de tonificar o Qi, sugeriu-se ao paciente que desse um passeio "para trás" pelo menos quinze minutos por dia. Na prática, este método pode promover o Yang e o Qi num curto espaço de tempo, através da estimulação do vaso regulador para acelerar a circulação sanguínea, o que encurta o tempo de recuperação.

A comichão na garganta indica que o fator patogénico exterior, o vento, ainda permanece no corpo e as dores de cabeça bilaterais no canal da vesícula biliar devem ser tidas em consideração. SJ 5(外關, Waiguan) nesta prescrição, que é o ponto confluente do vaso de ligação Yang, é importante, uma vez que é apresentado no Clássico das Dificuldades que ocorrem arrepios e febre graves quando o vaso de ligação Yang está doente [20].

Os 16 casos clínicos mostram na Figura 3 como este ponto extra foi utilizado sozinho ou em combinação com os pontos de canal tradicionais para os tratamentos.

Figura 3

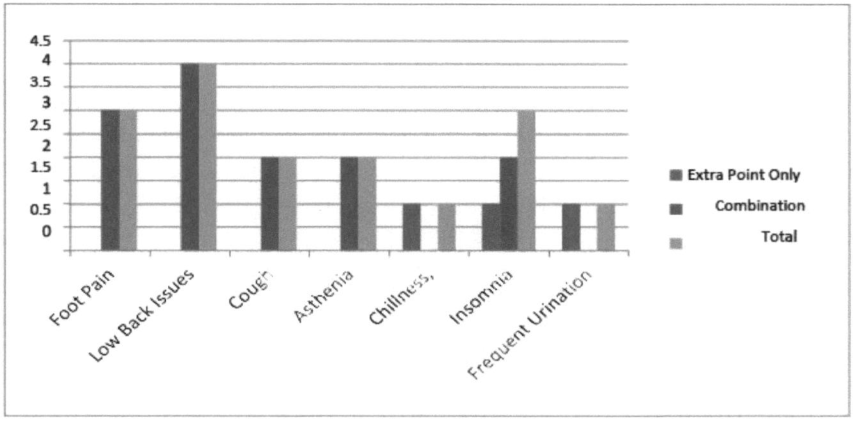

As noções "A cintura é a residência do Rim" e "O Rim está eventualmente envolvido com danos prolongados aos Cinco Zhang" são apresentadas no Huang Di Nei Jing 黃帝內 經, Questões Essenciais do Clássico Interior do Imperador Amarelo). Estas duas noções explicam certamente porque é que 4 em 16 casos relacionados com o problema lombar podem ser tratados com este ponto extra em combinação com os pontos de canal tradicionais, desde que haja deficiência do Rim e estagnação do qi do Fígado.

A utilização do ponto Gangshui(肝水) pode, por si só, funcionar para a frieza e a micção frequente, que são causadas por deficiência de qi do Rim ou estagnação do qi do Fígado. É mais eficaz em combinação com os pontos de canal tradicionais para os outros problemas, nos quais a estagnação do qi do Fígado está envolvida.

A água, os sais e os alimentos são três factores essenciais à nossa vida e à nossa saúde.

A água, que constitui cerca de dois terços, 60% a 70%, do peso do corpo, é certamente a substância mais importante para a vida. A privação de água mata um indivíduo muito mais facilmente do que a privação de sal ou de alimentos, e a morte ocorrerá no mais curto espaço de tempo com a desidratação [28].

Para não sofrer de privação de água, há muito que os médicos defendem que beber cerca de oito copos por dia é o ideal para a saúde. No entanto, o que a maioria das pessoas não sabe é que a água quente, que é "água quente misturada com água fria" ou "água fria misturada com água quente", tem alguns inconvenientes para a saúde.

No clássico da MTC Ben Cao Bei Yao (本草備要), Yin-Yang Shui(陰陽水, Yin-Yang Water) é composta por água quente e água fria misturadas. A ação desta água consiste em tratar a cólera resultante da desarmonia Yin-Yang, que é a mais indicada para a obstipação resultante da deficiência de Yin e o exemplo típico do equilíbrio Yin-Yang.

Um estudo que analisou a absorção, distribuição e desaparecimento da água ingerida revela que a água começou a aparecer na corrente sanguínea em cinco minutos; metade da água foi absorvida em 11-13 minutos; e completamente absorvida em 751-20 minutos [29].

A circulação sanguínea, importante para o bom funcionamento do sistema muscular e nervoso, é melhorada com água quente. Beber água quente regularmente, especialmente de manhã, pode curar o corpo, fornecer energia para uma melhor digestão e reduzir os resíduos metabólicos acumulados no corpo que podem danificar o sistema imunitário [30].

Na prática clínica, os doentes são muitas vezes aconselhados a beber primeiro um copo de água quente e a "bebericar" a água em intervalos de 30 segundos para uma melhor digestão e absorção quando esta se aquece gradualmente.

Além disso, verifica-se na prática que a água quente misturada com água fria (ou seja, deitar água fria na água quente) é muito mais eficaz do que a água fria misturada com água quente para a obstipação com padrão de *calor excessivo*.

É necessário prestar mais atenção à questão de saber se o ponto extra pode ou não ser tão eficaz sozinho como os pontos tradicionais dos Catorze Canais para tratamento. Entretanto, também permanece incerto e merece mais investigação multidisciplinar se este acuponto extra pode ser utilizado em combinação com outros pontos tradicionais dos Catorze Canais para obter melhores resultados nos padrões específicos da MTC.

Os resultados da revisão da literatura mostram que não existem pontos no canal tradicional ou pontos extra localizados como este ponto extra .[31]

A localização de um ponto extra Shuiquan (水泉) nos pontos de acupunctura ortodoxos de Tung é muito próxima deste ponto extra. A revisão da literatura mostra que o Shuiquan (水泉) está localizado 2 cun posterior ao maléolo medial e 11 cun superior ao Taixi (KD 3)[32].

Conclusão

O ponto extra Gangshui (肝水), , tal como outros pontos extra, funciona de facto eficazmente com os pontos tradicionais nos Catorze Canais para a tosse subaguda neste caso. Os resultados mostram que não há dúvida de que este ponto extra também pode ser selecionado para as doenças relacionadas com os padrões de deficiência de qi do Rim e de estagnação do qi do Fígado.

O desenvolvimento do ponto extra neste caso baseia-se nas experiências clínicas do autor, pelo que não existem provas científicas suficientes para explicar se este ponto extra pode ser tão eficaz como os pontos de canal tradicionais no tratamento de problemas de saúde específicos. Para além disso, o mecanismo deste ponto extra ainda permanece desconhecido.

Por outras palavras, são necessárias mais experiências científicas nos domínios da anatomia, da neurologia e da biologia para provar as indicações deste ponto extra.

Referências

1. Hao J.J., Mittleman M. Avanços Globais em Saúde e Medicina. 2014; 3(3): 6-8. Recuperado em https://www.ncbi.nlm.nih.gov/pmc/articles/PMC4104560/

2. Lee, C.H., Chou, Y.J. et al. Utilização de serviços médicos ambulatórios chineses ao abrigo do seguro nacional de saúde em Taiwan. Jornal de Saúde Pública de Taiwan. 2004; 23(2):100-107. Retrieved at http://www.airitilibrary.com/Publication/alDetailedMesh?DocID=10232141-200404-23-2-100-107-a

3. Jhong, B.F. Porquê a MTC quando se está doente. Evergreen. 2012; 348

4. Gibson P, Wang G, McGarvey L, et al. Treatment of Unexplained Chronic Cough: Diretrizes do CHEST e Relatório do Painel de Peritos. Chest. 2016; 149 (1): 2744. Recuperado em https://www.ncbi.nlm.nih.gov/pubmed/26426314.

5. AcuMedic. Sobre a constipação comum. Obtido em http://clinic.acumedic.com/can- we- help/condition/common-cold/

6. Ronald C., Silvestri R.C., Weinberger S.E. Evaluation of subacute and chronic tough in adults (Avaliação da tosse subaguda e crónica em adultos). Obtido em

https://www.uptodate.com/contents/evaluation-of- subacute-and-chronic-cough-in-adults

7. Irwin R.S., Baumann M.H., Bolser D.C., et al. Diagnóstico e tratamento da tosse resumo executivo: diretrizes de prática clínica baseadas em provas da ACCP. Chest 2006; 129: 1S-23S. Obtido em http://antimicrobe.org/e40.asp#r18

8. Eccles R: Tosse aguda: epidemiologia, mecanismos e tratamento. Tosse aguda e crónica. Lung biology in health and disease. Redington A, Morice A (eds). 2005, 205: 215-236.

9. Kwon, N.H., Oh, M.J., Min, T.H., Lee, B.J., Choi, D.C.. Causas e caraterísticas clínicas da tosse subaguda. Chest. 2006; 129(5):1142-7. Obtido em https://www.ncbi.nlm.nih.gov/pubmed/16685003

10. De Blasio, F., Virchow, J.C., Polverino M., Zanasi, A. et al. Cough management: a practical approach. Cough. 2011:7(7). Obtido em https://coughjournal.biomedcentral.com/articles/10.1186/1745-9974-7-7

11. Benich J.J., Carek. P.J. Evaluation of the Patient with Chronic Cough (Avaliação do doente com tosse crónica). American Family Physician. 2011; 15;84(8):887-892. Obtido em http://www.aafp.org/afp/2011/1015/p887.html

12. Chung K.F., Pavord I.D. Prevalência, patogénese e causas da tosse crónica. Lancet. 2008; 371 (9621):1364-74.

13. Zhang RY, Wang D, Wu JP, Li XL, Li CX, Guo CF. Ensaios clínicos controlados e aleatórios para o tratamento da pneumoconiose por acupunctura. Zhen Ci Yan Jiu. 2016; 41(2):163-8. Recuperado em https://www.ncbi.nlm.nih.gov/pubmed/27323446

14. Terapias de acupunctura e moxabustão para a tosse. Obtido em http://www.shen-nong.com/eng/exam/cough_acupuncture.html

15. Kuo S. J., Wang N. Revisão sistemática dos pontos extra. Obtido em http://www.aptcm.com/aptcm/RealTime.nsf/0/D009E90B3C2C40EE48257049 00 2BA60E?opendocument

16. Lótus Sagrado. Funções do Fígado. Obtido em https://www.sacredlotus.com/go/foundations-chinese-medicine/get/zang-fu- liver-organ-tcm

17. Freudenrich C. Como funcionam os nervos. Recuperado emhttp://health.howstuffworks.com/human-body/systems/nervous-system/nerve.htm

18. Cowley A.W. Long-term control of arterial blood pressure (Controlo a longo prazo da pressão arterial). Controlo fisiológico
Review. 1992; 72: 231-300. Obtido em

http://physrev.physiology.org/content/72/1/231?ijkey=3c2fcdf73bcd3979ca492 d8 e152d0c9ced914ac7&keytype2=tf_ipsecsha

19. Qi. Sobre a tosse. Capítulo 38 Sobre a Tosse, Su Wen, Questões Essenciais do Clássico Interior do Imperador Amarelo. Recuperado emhttp://www.theqi.com/cmed/oldbook/naygen/index.html

20. Deadman P, Al-Khafaji M, & Baker K. *A Manual of ACUPUNCTURE*. Inglaterra, Publicações do Jornal de Medicina Chinesa. 2012.

21. Dharmananda S. FENG: O significado do vento na medicina chinesa com especial atenção ao acuponto fengchi (GB-20). Obtido em http://www.itmonline.org/articles/feng/feng.htm

22. Xu B.Q, et al. Estudos experimentais sobre o tratamento por acupunctura da disenteria bacilar aguda - o papel do mecanismo imunitário humoral. Em: Zhang XT, ed. *Researches on acupuncture-moxibustion and acupuncture-anesthesia*. Beijing, Science Press, 1986: 573-578

23. Liang Z., Huang B., Chen J. O metabolismo do oxigénio e o qi dos meridianos. Zhongguo Zhen Jiu. 2012 ; 32(2):183-6. Recuperado em https://www.ncbi.nlm.nih.gov/pubmed/22493934

24. Ephrimvael. MOXA & ST-36 - O SEGREDO DA LONGEVIDADE. Obtido em https://greenalchemy.org/moxa-st-36-secret-longevity

25. Instituto do Pulmão. Baixo nível de oxigénio no sangue e como afecta o corpo. Obtido em https://lunginstitute.com/blog/low-blood-oxygen-affects-body/

26. Donnelly S. Porque é que a eritropoietina é produzida no rim? O rim funciona como um medidor de critérios. Am J Kidney Dis 2001;38(2):415-25. Obtido em https://www.ncbi.nlm.nih.gov/pubmed/11479173

27. Siamak N. Nabili. Erythropoietin (EPO, The EPO Test), Retrieved at http://www.medicinenet.com/erythropoietin/article.htm

28. Qi. Sobre os detalhes do pulso. O Qi. Recuperado em: http://www.theqi.com/cmed/oldbook/naygen/index.html

29. Hutchinson A. Com que rapidez é que a água é absorvida depois de a beber? Recuperado emhttp://sweatscience.com/how-quickly-is-water-absorbed-after-you-drink-it/

30. Borreli L.Water: 6 Ways Drinking Warm Water Can Heal Your Body. Obtido em http://www.medicaldaily.com/health-benefits-warm-water-6-ways- drinking-warm- water-can-heal-your-body-282218

31. Wang FT. et al. *Atlas de novos pontos e pontos extra*. Beijing, Scientific and Technical Documentation Press. 1999.

32. Ponto Shuiquan. Tesouro de Taiwan. Obtido em http://catalog.digitalarchives.tw/item/00/1d/69/1f.html

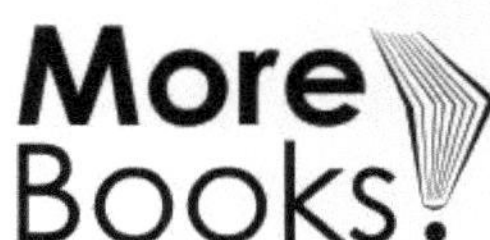

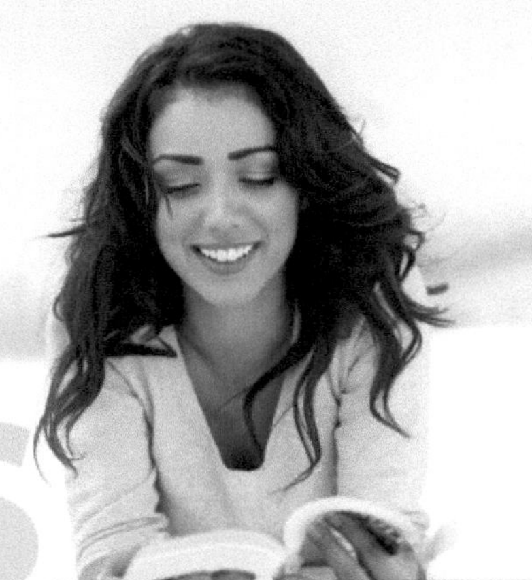

yes

I want morebooks!

Buy your books fast and straightforward online - at one of world's fastest growing online book stores! Environmentally sound due to Print-on-Demand technologies.

Buy your books online at
www.morebooks.shop

Compre os seus livros mais rápido e diretamente na internet, em uma das livrarias on-line com o maior crescimento no mundo! Produção que protege o meio ambiente através das tecnologias de impressão sob demanda.

Compre os seus livros on-line em
www.morebooks.shop

info@omniscriptum.com
www.omniscriptum.com

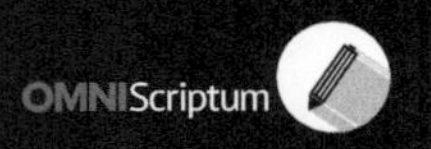

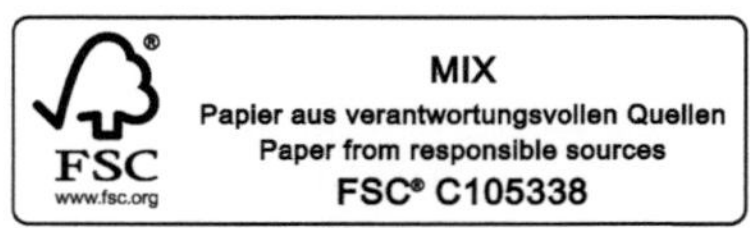

Printed by Books on Demand GmbH, Norderstedt / Germany